BAND 27 · 1983 · HEFT 7

Die Nahrung

Food

Chemie
Biochemie
Mikrobiologie
Technologie
Ernährung

AKADEMIE-VERLAG · BERLIN

THEORIA CUM PRAXI

ISSN 0027-769X Nahrung, Berlin **27** (1983) 7, 609–720, K21–K24 EVP 13,– M

Mitarbeiter-Bedingungen

1. Es werden nur solche Arbeiten angenommen, die dem Inhalt nach wertvoll und nicht an anderer Stelle veröffentlicht worden sind. Die Manuskripte bitten wir in deutscher oder englischer Sprache in Original-Maschinenschrift (keine Durchschrift) einseitig und zweizeilig, mit 4 cm breitem Rand versehen, einzureichen.
2. Die Einsendung des Manuskriptes bitten wir an die Redaktion der Zeitschrift „Die Nahrung" vorzunehmen. Eingang und Annahme der Arbeit werden dem Autor schriftlich bestätigt.
3. Am Kopf der Arbeit ist die Institution anzugeben, aus der die Arbeit stammt. Danach folgt der Titel der Arbeit. Unter dem Titel ist der Name des Verfassers (mit Vornamen-Initial) ohne Berufsbezeichnung, akademischen Grad o. ä. anzugeben. Die vollständige Anschrift der Autoren mit Namen und Titel ist im Anschluß an die Literatur anzugeben.
4. An den Anfang der Arbeit ist eine Zusammenfassung zu stellen (maximal 25 Schreibmaschinenzeilen). Sie soll neben einer kurzen Problemstellung die wichtigsten Ergebnisse enthalten und über den Inhalt der Arbeit hinreichend informieren. Angaben, für deren Verständnis in der Arbeit nachgelesen werden muß (z. B. Abkürzungen, Literaturhinweise), sind zu unterlassen. Übersetzungen der Zusammenfassung in die russische, englische bzw. deutsche Sprache sind erwünscht und werden am Schluß der Arbeit (vor dem Literaturverzeichnis) gebracht.
5. Unbedingt erforderliche Abbildungen finden Aufnahme, wenn gut reproduzierbare Vorlagen eingesandt werden. Graphische Darstellungen und Formelbilder sind sorgfältig zu zeichnen. Die Bildunterschriften sind auf einem gesonderten Blatt beizufügen. Die doppelte Darstellung von Ergebnissen in Abbildungen und Tabellen ist zu vermeiden.
6. Literaturangaben sind am Schluß der Arbeit wie folgt anzuführen: bei Büchern unter Angabe von Autor (mit Vorname-Initial), Titel, Verlag, Verlagsort und Erscheinungsjahr; bei Zeitschriftenaufsätzen unter Angabe von Autor (mit Vorname-Initial), Zeitschriftentitel (Abkürzungen nach TGL 20969 „Zeitschriftenkurztitel", April 1969), Bandzahl (unterstrichen), Seitenzahlen (von—bis), Erscheinungsjahr (in Klammern).
7. Für Fachausdrücke gilt die c-Schreibweise (z. B. Calcium, Glucose, Coenzym A usw.). Für die übrige Rechtschreibung ist „Der Große Duden" maßgebend. Die Redaktion behält sich eine redaktionelle Überarbeitung der angenommenen Manuskripte vor; größere Änderungen werden jedoch nur mit Einverständnis des Autors vorgenommen. Von jeder Originalarbeit erhält der Autor kostenlos bis zu 50 Stück Sonderdrucke geliefert. Ein Mehrbedarf wird berechnet. Es wird empfohlen, die Kosten vorher beim Verlag zu erfragen.

Zeitschrift „Die Nahrung"

Herausgeber: Der Direktor des Zentralinstituts für Ernährung der Akademie der Wissenschaften der Deutschen Demokratischen Republik.

Verlag: Akademie-Verlag, DDR-1086 Berlin, Leipziger Str. 3—4; Fernruf: 2236221 und 2236229, Telex-Nr.: 114420; Bank: Staatsbank der DDR, Kto.-Nr.: 6836-26-20712.

Redaktion: Dr. Joachim Voigt (Chefredakteur), Dr. Ulrich Behnke.

Anschrift der Redaktion: Zentralinstitut für Ernährung der Akademie der Wissenschaften der DDR, DDR-1505 Bergholz-Rehbrücke, Arthur-Scheunert-Allee 114/116.

Veröffentlicht unter der Lizenznummer 1287 des Presseamtes beim Vorsitzenden des Ministerrates der Deutschen Demokratischen Republik. P 9/25/82

Gesamtherstellung: VEB Druckerei „Thomas Müntzer", 5820 Bad Langensalza.

Erscheinungsweise: Die Zeitschrift „Die Nahrung" erscheint jährlich in einem Band mit 10 Heften. Bezugspreis je Heft 22,— M (Preis für die DDR: 13,— M); Bandpreis 220,— M zuzüglich Versandspesen (Preis für die DDR: 130,— M).

Bestellnummer dieses Heftes: 1054/27/7.

AN (EDV) 64914

Die Nahrung

Chemie, Biochemie, Mikrobiologie, Technologie, Ernährung

27. Jahrgang 1983 Heft 7

Department of Food Science & Technology, Punjab
Agricultural University, Ludhiana, Punjab, India

Effect of cereal, fungal and bacterial α-amylase on the rheological and breadmaking properties of medium-protein wheats

K. Harinder, K. Maninder and G. S. Bains

Optimal levels of cereal malt, fungal and bacterial α-amylase for baking of medium-protein flours were found to be 5—10, 20 and 0.35 SKB/100 g, respectively. The dough consistency decreased considerably with time, depending on the source and level of α-amylase. The paste viscosities of the flours were reduced considerably by the cereal malts even at 2.5 SKB/100 g than by the fungal and bacterial α-amylase used optimally. Satisfactory loaf volumes were obtained with optimised α-amylase supplements without extraneous sugar in the bread formula. With 0.35 SKB of bacterial α-amylase, a bread having distinguishably softer texture was obtained as compared to cereal and fungal α-amylases. Accumulated maltose in the crumb indicated the need for a strain of baker's yeast with an active maltase system to render *in situ* contribution of α-amylase supplements more effective.

The effect on loaf volume and bread characteristics as influenced by α-amylases from cereal, fungal and bacterial sources using a high protein flour was reported by Rubenthaler et al. [1]. Earlier, Miller et al. [2] compared similar sources of α-amylase supplements for breadmaking by the sponge and dough method. Finney et al. [3] observed that triticale malt was superior to barley malt as an amylase supplement in a typical American bread formula. Indian wheat flours are characterized by high damaged starch content, medium protein, high diastatic activity and low α-amylase activity according to Maninder et al. [4]. As a result, handling properties of dough assume greater significance in relation to α-amylase supplements and baking. In this paper, results of an integrated study of the rheological and breadmaking properties of medium-protein wheat flours, supplemented with cereal, fungal and bacterial α-amylases at different levels are presented.

Experimental

Bulk lots of two commercially grown, amber-grained bread wheats, WG 357 and WL 711, from the 1979—80 crop were milled on the Buhler Pneumatic Laboratory Mill (MLU-202) to yield about 72% straight grade flour. The flours contained 8.4 and 8.6% protein; 272 and 276 mg/10 g diastatic activity, and 8.7 and 8.8% damaged starch contents (14% mb), respectively as determined by the AACC methods [5].

Amylase supplement

Wheat and triticale malts were experimentally prepared by steeping to 42% moisture and germination at 20 °C for 5 days. They were dried in a through-flow drier at 45 °C, roots removed and then finally ground. Their α-amylase activities were 105 and 119 SKB/g (d.b.), respectively. Fungal α-amylase was Novo brand (Fungamyl 180 S) derived from *A. oryzae* with a declared activity of 4500 SKB/g and the bacterial α-amylase derived from *Bacillus subtilis* (SCHWARZ/MANN, USA) rated at 19900 SKB/g. Their activities were counter checked by the ICC method [6]. Levels of α-amylase used as supplements were:

	SKB/100 g flour					
Triticale and wheat malts	0.0,	2.5,	5.0,	10.0	and	15.0
Fungal α-amylase	0.0,	10.0,	20.0	and	30.0	
Bacterial α-amylase	0.0,	0.35,	0.70	and	1.05	

Rheological tests

Falling number (FN). This was determined according to the ICC method as described by TARA et al. [7]. Liquefaction number (LN) was calculated using the expression: 6000/FN-50.

Amylograph curve characteristics. Weighed samples (60 g, 14% mb) were dispersed in 450 ml of distilled water and the BRABENDER amylograph was set to rise at the rate of 1.5 °C/min from an initial temperature of 25 °C to the maximum of 95 °C. The amylogram indicated the effect of α-amylase supplements on the gelatinization temperature and paste viscosity of flours.

Farinograph curve characteristics. Interrupted farinograph technique of KENT-JONES et al. [8] and AACC constant flour method (50 g, 14% mb) were adopted to probe changes in dough consistency due to α-amylase supplements. The dough was initially mixed to centre the curve on 500 BU line, and then mixed at 15 min intervals up to 75 min, each time for 2 min. Mid-points of the curves were read for consistency. Relationship between α-amylase dosage and dough mobility ($1/\text{B.U.} \times 10^3$) was determined.

Experimental baking

Straight-dough, remix method of IRVINE et al. [9] was followed with the modifications that the doughs were initially mixed optimally and remixing was for 30 s, in view of the medium-protein contents of the flours. The baking formula comprised: Flour (14% mb), 100 g; yeast, 2.25 g; salt, 1.50 g; shortening, 1.0 g; $KBrO_3$, 10 ppm; and α-amylase supplements, variable.

The dough was fermented for 1 h 15 min at 30 °C and 90% RH, remixed and allowed to recover for 25 min, mechanically sheeted and moulded; proofed for 55 min, and baked at 232 °C for 25 min. The pan size conformed with the AACC specifications [5]. In the second series, the dough was given longer fermentation (2.5 h) and contained optimal levels of the α-amylase supplements, viz., wheat and triticale malts, 10 SKB; fungal, 20 SKB; and bacterial, 0.35 SKB/100 g, respectively. The rest of the procedure was as before. Immediately after cooling the loaves, volumes were taken by the rapeseed displacement method [5]. Loaves were kept overnight at room temperature and scored for crumb colour, texture, grain and crust characteristics.

Amylose and reducing sugar in bread crumb

The bread crumbs, after removal of the peripheral layers, were cut into small pieces, air dried and ground to a fine powder in the AB Kamas mill. Amylose was determined by the colorimetric method of JULIANO [10]. Reducing sugar was determined in deproteinized acqueous extract by the NELSON method [11] and values expressed as % maltose.

Results and Discussion

Diastatic activity

The initially high diastatic activity of the flours of both the varieties (Table 1) was attributed to the high damaged starch contents which acted as substrate for the β-amylase normally present in sound wheats. A variable increase in the diastatic activity of the flours, depending on the source and level of α-amylase supplements was observed. The increase

Table 1
Effect of cereal, fungal and bacterial α-amylase (AA) supplements on diastatic activity (DA) of WG 357 and WL 711 flours

Supplement	AA [SKB/100 g]	DA[mg maltose/10 g]		Increase [%]	
		WG 357	WL 711	WG 357	WL 711
Control (Nil)	0.0	276	272	—	—
Cereal-AA					
TL 257	2.5	339	314	22.8	15.4
	5.0	376	335	36.2	23.2
	10.0	391	392	41.6	44.1
	15.0	435	439	57.6	61.4
WL 711	2.5	308	314	11.6	15.4
	5.0	330	338	19.6	24.3
	10.0	367	385	33.0	41.5
	15.0	421	430	52.5	58.1
Fungal-AA	10.0	314	320	13.7	17.6
	20.0	341	335	23.5	23.2
	30.0	367	358	33.0	31.6
Bacterial-AA	0.35	415	400	50.3	47.1
	0.70	458	445	65.9	63.6
	1.05	486	484	76.1	77.9

was perceptibly marked in case of bacterial α-amylase as compared to cereal and fungal amylases which were used at much higher levels in the dough systems. Increasing the level of bacterial α-amylase from 0.35 to 1.05 SKB, increased the diastatic activity of WL 711 by 47.1 to 77.9% as compared to 50.3 to 76.1% of WG 357 flour. There was a steady increase of diastatic activity as the level of cereal amylases was increased from 2.5 to 15.0 SKB/100 g with a maximum increase up to 52.5 to 64.5% and 58.1 to 61.8% with 15 SKB/100 g. In the case of fungal α-amylase, maximum increase in diastatic activity varied from 31.6% (WL 711) to 33.0% (WG 357), respectively. The diastatic activity of the flours seemed to be desirably increased by triticale and wheat malts, in the range of 2.5 to 10.0 SKB/100 g flour. According to DODDS et al. [12], malt α-amylase is preferentially adsorbed by the damaged starch in aqueous flour suspensions and was responsible for accelerated enzyme action to produce more maltose as compared to the action of fungal α-amylase. The action of bacterial α-amylase appeared to be far more extensive than that of the cereal and fungal α-amylases.

Falling number (FN) values

The falling number of WL 711 flour was higher than that of WG 357 (Table 2). A steep fall in the values occurred even with 2.5 SKB of the cereal malts per 100 g flour. Fungal α-amylase

Table 2
Effect of cereal, fungal and bacterial α-amylase (AA) supplements on the falling number (FN) and liquefaction numbers (LN)* of WG 357 and WL 711 flours

Supplement	AA [SKB/100 g]	WG 357		WL 711	
		FN [s]	LN	FN [s]	LN
Control (Nil)	0.0	458	14.7	512	13.0
Cereal-AA					
TL 257	2.5	304	23.6	441	15.4
	5.0	290	25.0	347	20.2
	10.0	240	31.6	319	22.3
	15.0	225	34.3	278	26.3
WL 711	2.5	348	20.1	433	15.7
	5.0	341	20.6	409	16.7
	10.0	275	26.7	339	20.8
	15.0	238	31.9	300	24.0
Fungal-AA	10.0	439	15.4	445	15.2
	20.0	394	17.4	445	15.2
	30.0	408	16.8	396	17.3
Bacterial-AA	0.35	426	16.0	459	14.7
	0.70	405	16.9	433	15.7
	1.05	388	17.8	428	15.9

* LN = 6000/FN—50

in the range of 10-30 SKB had a nominal effect on the values because of its thermolabile nature [13]. Changes in the falling number values at the typically low levels of bacterial α-amylase supplements i.e. 0.35 to 1.05 SKB were less pronounced as compared to the optimal dosage of cereal malt amylases. High falling number values for the flours of a number of Indian wheats have been reported by TARA et al. [7]. A survey of 49 samples of flours gave an average value of 571 s with a range from 334 to 939 s. According to CRANDALL [14], an average bread flour has a falling number of 250—290 s. The significance of falling number values as a measure of α-amylase activity of flour has largely been based on the flours of continental wheats having low falling number values. However, swelling properties of starch depend on several factors, e.g. variety, sprouting and environmental conditions of raising wheats. The high falling number values of Indian wheats seem to be the inherent property of the viscosity of the starches and absence of α-amylase activity unless damaged by rain. Relationship between liquefaction numbers and α-amylase levels of various supplements was linear. HLYNKA [15] came to a similar inference from the data of PATTERSON et al. [16].

Amylograph paste viscosities

A marked decrease occurred in the paste viscosities of the flours of both the varieties even at the low levels of cereal and bacterial α-amylase supplements (Table 3). The gelatinization temperature of WG 357 was higher by 3 °C than that of WL 711 without any α-amylase supplement. This was, however, decreased by the malt supplements, more so in the case of WG 357 flours. With 2.5 SKB/100 g, maximum temperature at the peak viscosity of WL 711 was in the range of 82.5 °C to 84.5 °C. With 15 SKB of cereal malt supplements,

Table 3
Effect of cereal, fungal and bacterial α-amylase (AA) supplements on the amylograms of WG 357 and WL 711 pastes

Supplement	AA [SKB/100 g]	Max. peak temp. [°C]		Peak viscosity [A.U.]		Decrease [%]		Viscosity at 95 °C [A.U.]	
		WG 357	WL 711	WG 357	WL 711	WG 357	WL 711	WG 357	WL 711
Control (Nil)	0.0	87.5	89.3	810	780	—	—	590	610
Cereal-AA									
TL 257	2.5	84.0	80.5	300	340	63.0	56.4	80	150
	5.0	80.3	77.8	190	185	76.5	76.3	5	25
	10.0	73.5	75.0	110	85	86.4	89.1	0	0
	15.0	69.0	72.0	60	55	92.6	92.9	0	0
WL 711	2.5	82.5	80.5	310	340	61.7	56.4	90	140
	5.0	79.5	77.0	200	210	75.3	73.1	20	40
	10.0	73.5	75.0	100	95	87.7	87.8	0	0
	15.0	69.0	73.5	70	65	91.4	91.7	0	0
Fungal-AA	10.0	87.5	88.8	767	765	5.3	1.9	530	590
	20.0	87.0	88.5	750	746	7.4	4.8	525	572
	30.0	88.5	88.5	733	727	9.5	6.8	520	553
Bacterial-AA	0.35	84.8	87.0	240	430	70.5	45.0	70	277
	0.70	84.8	87.0	222	280	72.6	64.0	52	130
	1.05	84.0	86.3	220	210	82.8	73.0	48	74

maximum temperatures corresponding to peak viscosities were 69.0 to 69.8 °C for WG 357 paste and 72 to 73.5 °C for that of WL 711, respectively. But for fungal α-amylase supplements, maximum temperatures were considerably higher than those of bacterial α-amylase supplement which in turn were higher than the cereal malts.

The effect of cereal malts on peak viscosity was more drastic than that of bacterial α-amylase probably because of laters low level considered optimal. Heating the paste beyond the peak point up to 95 °C indicated tendency of some swollen starch granules to rupture. This was inferred from the steep fall in the peak viscosities of α-amylase supplemented flours. The paste viscosities at 95 °C reached base levels for the 10 and 15 SKB of cereal malts whereas those values were higher for the fungal as well as bacterial α-amylase supplements. Maninder et al. [17] reported a decrease of 69.5 to 78.6% and 67.9 to 78.0% in the peak viscosities when 5.5 to 11.1 SKB of barley and wheat malt supplements were added to the flour of WG 357. Starches of different origin revealed differences in the peak viscosity as reported by Medcalf et al. [18]. Hutchinson [19] found substantial differences in the flour paste viscosities which were unexplained by the variations in α-amylase activity. High paste viscosities of some improved varieties of Indian wheats were reported by Bains et al. [20]. Relationship between α-amylase level and fluidity, the reciprocal of viscosity, was linear, which could be useful to determine precisely the level of α-amylase supplement and desired paste viscosity.

Dough consistency

Farinograph data indicating dough consistency changes caused by α-amylase supplements with time are summarised in Table 4. There was a fall of 13 and 14% in the consistency of WG 357 and WL 711 doughs in 30 min without any α-amylase supplement. At the end of

Table 4
Effect of cereal, fungal and bacterial α-amylase (AA) supplements on dough consistency of WG 357 and WL 711 by the interrupted farinographic technique*

Supplement	AA [SKB/100 g]	Initial consistency [B.U.]		Consistency decrease [%]**			
				30 min		75 min	
		WG 357	WL 711	WG 357	WL 711	WG 357	WL 711
Control (Nil)	0.0	500	500	13.0	14.0	18.0	21.0
Cereal-AA							
TL 257	5.0	500	480	16.0	19.0	27.0	27.0
	10.0	500	475	20.0	23.0	30.0	28.0
	15.0	500	465	24.0	26.0	32.0	34.0
WL 711	5.0	500	500	17.0	14.0	26.0	24.0
	10.0	480	500	21.0	17.0	30.0	28.0
	15.0	480	500	22.0	19.0	32.0	29.0
Fungal-AA	10.0	480	480	22.0	23.0	32.0	31.0
	20.0	465	470	30.0	30.0	39.0	36.0
	30.0	440	460	33.0	32.0	41.0	39.0
Bacterial-AA	0.35	470	470	21.0	22.0	30.0	32.0
	0.70	475	460	23.0	28.0	32.0	34.0
	1.05	490	470	23.0	26.0	32.0	34.0

* FWA 58.8%
** Based on initial consistency of 500 B.U.

75 min dough rest, the consistencies decreased to 18 and 21%, respectively, when remixed. Decrease was perceptible with increasing cereal α-amylase from 5 to 15 SKB. Fungal α-amylase in the range 10 to 30 SKB, caused pronounced decrease in consistency than that of the bacterial α-amylase supplemented doughs. Between 0.35 and 1.05 SKB levels of bacterial α-amylase, the dough consistency decreased from 21.0 to 23.0 and 30.0 to 32.0% when remixed after 30 and 75 min, respectively. Dough of WG 357 was more susceptible to changes in consistency with the increased level of α-amylase supplements than that of WL 711 dough. Relationship between mobility and dough residence time was curvilinear and fanned out as α-amylase in the dough increased. MANINDER et al. [17] reported softening of dough due to increased cereal and fungal α-amylase supplements. Deviations between the farinograph water absorption and baking absorptions have been reported by BAINS et al. [20] and by FINNEY et al. [21]. Interrupted farinograph test seemed to reflect the trend in dough consistency with time due to prolonged enzyme action in the dough system.

Dough handling

Handling properties of fermented doughs assessed during the baking tests are summarized in Table 5. Up to 5 SKB of cereal α-amylase, under conditions of fermentation and remixing, the dough handled satisfactorily. But when increased to 15 SKB, the doughs were invariably sticky when remixed and difficult to manage. The dough made with 10 SKB of fungal α-amylase, handled satisfactorily, but at 20 and 30 SKB levels, they became sticky and difficult to manage. In the case of bacterial α-amylase even at 0.35 SKB units, the dough seemed

Table 5
Effect of cereal, fungal and bacterial α-amylase (AA) supplements on dough-handling and loaf volumes of WG 357 and WL 711 flours without added sugar*

Supplement	AA [SKB/100 g]	Dough handling		Loaf volume [ml]	
		WG 357	WL 711	WG 357	WL 711
Control (Nil)	0.0	N	N	495	440
Cereal-AA					
TL 257	5.0	N	N	510	490
	10.0	SR	S	510	495
	15.0	SR	SR	525	485
WL 711	5.0	N	N	530	475
	10.0	SR	N	520	465
	15.0	U	SR	500	470
Fungal-AA	10.0	N	N	510	480
	20.0	SR	N	530	460
	30.0	U	SR	495	475
Bacterial-AA	0.35	S	N	520	460
	0.70	SMR	N	540	465
	1.05	SMR	SR	540	460

N = Normal; S = sticky; R = remixing stage; U = unmanageable; M = mixing stage
* Loaf volume with 2% sugar, but without AA supplement: WG 357, 530; WL 711, 485

sticky at remixing, but could be managed during sheeting and moulding. Under similar conditions, the doughs of WG 357 were more sticky than those of WL 711. Less sticky doughs were obtained by MANINDER et al. [17] using fungal α-amylase at fairly high levels as compared to wheat and barley malt α-amylases. Major factors interacting in the dough of Indian wheats subjected to fermentation for breadmaking are the consequence of high damaged starch and medium-protein in contents [4]. Any other flour with a similar picture will also behave errantly, unless manipulated judiciously keeping of high damaged starch and medium protein status.

Loaf volume

Considering the short dough fermentation time of 1.25 h in which α-amylase supplements acted, the effect on loaf volumes was inferred from the results in Table 5. The α-amylase supplements had beneficial effect on loaf volume which was comparable with that of 2% added sugar in the formula. Extending the dough fermentation time to 2.5 h made meagre increase in loaf volumes but overall the volumes were lower than those obtained by MANINDER et al. [17]. This was attributed to the higher protein contents of WG 357 and Kalyan Sona flours used by the authors.

Physical, crust and crumb characteristics

The crust of loaves without α-amylase supplement was pale brown and least attractive as compared to the brown and dark brown crust of loaves of flours supplemented with various α-amylase. The crumb of the control loaves was definitely judged 'hard' as compared to the 'soft' texture of 5 to 10 SKB cereal malt α-amylase supplemented loaves. Loaves made with 0.35 to 1.05 SKB/100 g of bacterial α-amylase were distinguishably softer than those of cereal and fungal α-amylase supplements. However, the crumb of loaves corresponding to 0.70 and 1.05 SKB/100 g of bacterial α-amylase was gummy. Crumb grain was extremely fine in loaves supplemented with fungal amylase as compared to the medium fine to fine of cereal and bacterial α-amylase supplemented loaves.

Amylose and reducing sugars in bread crumb

The results clearly indicated some reduction in amylose content of the bread crumb ascribable to α-amylase action (Table 6). Quantitatively, the differences in the amylose content in the crumb due to the different α-amylase sources were negligible.

Reducing sugars, expressed as maltose, increased as the level of α-amylase supplement was increased depending upon its source. The control loaves of WG 357 and WL 711 contained 2.9 and 2.4% maltose as compared to 0.41 and 0.38% in the corresponding flours. A considerable increase in the residual maltose in α-amylase supplemented loaves corresponding to 5 SKB of cereal malt supplements was observed. The increase in the values, however, showed no correspondence with the level of α-amylase supplements. The crumb of cereal and fungal amylase supplemented loaves had more residual sugar than those of bacterial α-amylase loaves. This seems to be the artefact of the level of bacterial α-amylase (0.35 SKB) used. Antifirming effect of 0.3 to 0.9 SKB of bacterial α-amylase in bread has been

Table 6
Effect of cereal, fungal and bacterial α-amylase supplements on the amylose and reducing sugars (RS) in the crumbs of WG 357 and WL 711 loaves without sugar

Supplement		AA [SKB/100 g]	Amylose** [%]		Rs*** as maltose [%]	
			WG 357	WL 711	WG 357	WL 711
Control* (Nil)						
	C_1	0.0	17.6	18.9	2.9	2.4
	C_2	0.0	17.7	18.6	4.0	4.2
Cereal-AA						
TL 257		5.0	17.1	17.3	4.6	4.3
		10.0	15.7	16.6	5.0	4.8
		15.0	16.0	16.8	5.5	5.0
WL 711		5.0	16.9	17.1	5.0	4.1
		10.0	16.7	17.1	5.1	5.1
		15.0	15.7	16.6	5.4	5.3
Fungal-AA		10.0	16.9	18.3	4.3	4.7
		20.0	16.4	17.1	5.2	5.1
		30.0	15.6	17.0	5.5	5.3
Bacterial-AA		0.35	16.0	16.7	3.4	3.5
		0.70	15.6	16.1	4.3	4.5
		1.05	16.1	15.4	4.9	4.8

* C_1 without sugar; C_2 with 2% sugar
** Amylose: WG 357 flour, 17.6%; WL 711, 18.8%
*** Reducing sugar: WG 357, 0.41%; WL 711, 0.38%

shown by HERZ [22]. Taking an over view of the contributions of α-amylase supplements from different sources to improve the breadmaking properties of medium protein flours having high damaged starch contents, it is seen that between cereal malts, on equivalent basis the difference was negligible. Firming of bread crumb has been attributed to retrogradation of the gelatinized starch in the bread by SCHOCH [23] and HERZ [22]. The cereal malt α-amylase supplements are credited with the advantage of thermostability according to PYLER [13] and, therefore, responsible for modifying starch during baking. The bacterial α-amylase, in as low an amount as 0.35 SKB/100 g modified starch desirably during baking for a longer time because of its greater thermostability than cereal malts. The earlier work on α-amylase supplements has been confined to sponge and dough method of bread production [2], whereas the present investigations were by the straight-dough short fermentation time method and without any added sugar to the formula, but for the varying levels of α-amylase supplements. It is interesting to note that equally superior bread was produced by employing an appropriate level of the α-amylase supplement.

The results of the present investigation and the earlier work reported by FINNEY et al. [3] and by MANINDER et al. [17] suggest the desirability of a yeast strain with an effective maltase system to ferment expeditiously maltose in the dough. If this could be achieved, maltose concurrently formed *in situ* by an α-amylase supplement in the fermenting dough can be an effective medium for gas production and the use of sugar considerably economized, if not altogether eliminated in commercial breadmaking.

Zusammenfassung

K. HARINDER, K. MANINDER und G. S. BAINS: Einfluß von Getreide-, Pilz- und Bakterien-α-Amylase auf die rheologischen und backtechnischen Eigenschaften von Weizenmehlen mit mittleren Proteingehalten

Zum Backen von Mehlen mit mittleren Proteingehalten wurden als optimale Zusätze an Getreidemalz, Pilz- bzw. Bakterien-α-Amylase 5—10, 20 bzw. 0,35 SKB/100 g ermittelt. Die Teigkonsistenz nahm in Abhängigkeit von Art und Menge der α-Amylase mit der Zeit beträchtlich ab. Die Viskositäten der Mehlteige wurden im Vergleich zu den optimalen Dosierungen mit Pilz- oder Bakterien-α-Amylase durch Getreidemalz bereits bei 2,5 SKB/100 g beträchtlich reduziert. Befriedigende Gebäckvolumen wurden mit den optimalen Zusätzen an α-Amylase ohne gesonderte Zuckerzugaben in der Rezeptur erhalten. Mit 0,35 SKB bakterieller α-Amylase wurde ein Brot mit deutlich weicherer Textur als mit Getreide- oder Pilz-α-Amylase erhalten. In der Krume angereicherte Maltose zeigte den Bedarf für einen Bäckerhefe-Stamm mit einer aktiven Maltase, um die Wirkung der α-Amylase-Zusätze *in situ* zu erhöhen.

Резюме

К. ХАРИНДЕР, К. МАНИНДЕР и Г. С. БАЙНС: Влияние зерновой, грибной и бактериальной α-амилаз на реологические и технологические свойства выпечки пшеничной муки со средним содержанием белка

Для выпечки муки со средним содержанием белка оптимальными количествами добавки зернового солода, грибной или бактериальной α-амилазы оказались 5—10, 20 или 0,35 SKB/100 г. Консистенция в зависимости от вида и количества α-амилазы со временем значительно уменьшалась. Вязкость мучного теста при использовании зернового солода значительно уменьшилась уже при 2,5 SKB/101 г по сравнению с оптимальными дозировками грибной или бактериальной α-амилазы. Удовлетворительные объемы испеченного изделия получены оптимальными добавками α-амилазы без специальной добавк сахара в рецептуре. С 0,35 SKB бактериальной α-амилазы получен хлеб с заметно более мягкой текстурой чем при использовании зерновой или грибной α-амилазы. Накопление в мякише мальтозы указывает на потребность в пекарских дрожжах с активной малтазой, чтобы увеличить действие добавок α-амилазы in situ.

References

[1] RUBENTHALER, G., K. F. FINNEY and Y. POMERANZ, Food Technol. **19**, 239 (1965).
[2] MILLER, B. S., J. A. JOHNSON and D. L. PALMER, Food Technol. **7**, 38 (1953).
[3] FINNEY, K. F., M. D. SHOGREN, Y. POMERANZ and L. C. BOLTE, Baker's Dig. **46** (1), 36 (1952).
[4] MANINDER, K., and G. S. BAINS, Indian Miller, **8** (6), 38 (1978).
[5] AACC "Cereal Laboratory Methods". American Association of Cereal Chemists, Inc., St. Paul, Minn, U.S.A., 1976
[6] PERTEN, H., Cereal Chem. **43**, 336 (1966).
[7] TARA, K. A., and G. S. BAINS, Cereal Chem. **53**, 28 (1960).
[8] KENT-JONES, D. W., and A. J. AMOS, Modern Cereal Chemistry, 6th ed. Food Trade Press Ltd. 1968.
[9] IRVINE, G. N., and M. E. MCMULLAN, Cereal Chem. **37**, 603 (1960).
[10] JULIANO, B. O., Cereal Sci. Today **16** (11), 334 (1971).
[11] NELSON, N. J., J. Biol. Chem. **153**, 357 (1944).
[12] DODDS, N. J. H., and R. A. KNIGHT, J. Sci. Food. Agric. **18**, 258 (1967).
[13] PYLER, E. J., Baking Science and Technology, Vol. I. Siebel Pub. Co., Chicago, USA, 1973.
[14] CRANDALL, L. G., Baker's Digest **41** (6), 76 (1967).
[15] HLYNKA, I., Cereal Sci. Today **13** (6) 245 (1968).
[16] PATTERSON, B. E., and L. G. CRANDALL, Cereal Sci. Today **12**, 332 (1967).
[17] MANINDER, K., and G. S. BAINS, J. Food. Sci. Technol. **13** (6), 328 (1976).
[18] MEDCALF, D. G., and K. A. GILLES, Cereal Chem. **42**, 558 (1965).
[19] HUTCHINSON, J. B., J. Sci. Food. Agric. **17**, 198 (1966).
[20] BAINS, G. S., and G. N. IRVINE, J. Sci. Food. Agric. **16**, 526 (1965).
[21] FINNEY, P. L., G. S. BAINS, R. C. HOSENEY and D. R. LINEBACK, Cereal Sci. Today **18**, 392 (1973).
[22] HERZ, K. O., Food Technol **19**, 1828 (1965).
[23] SCHOCH, T. J., Baker's Digest **39** (2), 48 (1965).

HARINDER, K., K. MANINDER, and Prof. G. S. BAINS, Department of Food Science and Technology, Punjab Agricultural University, Ludhiana-141004, Punjab, India.

Eingegangen 12. 8. 1982; nach Revision 8. 11. 1982

Die Nahrung 27, 7, 1983, 619—631

Industrie-Institut der Technischen Universität
Dresden, DDR

Weiterentwicklung der komplexen Qualitätssicherung durch sensorische und meßtechnische Beurteilung der Textur

A. Kochan und M. Grimm

Der Gesamteindruck einer Schokolade wird sowohl durch Texturmerkmale als auch durch geruchliche und geschmackliche Merkmale geprägt. Durch die Art und Dauer des Schmelzvorganges wird die Intensität und die zeitliche Folge der Wahrnehmung der geschmacklichen Eigenschaften sehr stark beeinflußt. Die Ausbildung der jeweiligen Textur ist jedoch prozeß- und stoffabhängig. Ausgehend von einer sensorischen Beurteilung während des Verzehrs, wurde herausgearbeitet, welches die qualitätsrelevanten Texturkennwerte sind. Es werden vorwiegend sensorische Methoden dargestellt, und es wird der Versuch unternommen, das sensorisch ermittelte Bruchempfinden durch Messung der Bruchfestigkeit zu untersetzen, um die funktionellen Beziehungen zwischen den wahrgenommenen Empfindungen und instrumentellen Messungen zu erfassen.

Zielstellung

Nach Arbeiten von Szczesniak [1], Heiss u. a. [2] und nach eigenen Ergebnissen einer Bedürfnisanalyse [3] ist die Flavour-Komponente Textur wesentliches Präferenz- und Ablehnungskriterium. Um eine Optimierung des technologischen Prozesses u. a. nach diesen vom Verbraucher als wesentlich bewerteten Qualitätsparametern zu gewährleisten, wurden in die Verfahrensforschung zur Intensivierung der Schokoladenherstellung [4] Aufgaben zur komplexen Qualitätssicherung einbezogen.

Ziel der Untersuchungen ist, zunächst geeignete sensorische und meßtechnische Methoden zur reproduzierbaren Beschreibung und Bewertung der vom Verbraucher erwarteten Textur von Schokolade zu ermitteln. Weiterhin soll untersucht werden, inwieweit die sensorischen Eigenschaften einer Schokolade durch physikalische Messungen vorausbestimmbar sind und durch welche prozeß- und rezepturbedingten Faktoren die Textur der Schokolade im Sinne einer bedürfnisbefriedigenden Gestaltung des technologischen Prozesses beeinflußt werden kann.

Methoden zur Texturbeurteilung

Begriffsinhalt Textur

Die Textur von Lebensmitteln ist die Summe aller mechanisch-rheologischen und thermischen Eigenschaften, die beim Verzehr eines Lebensmittels in der Mundhöhle als ein Komplex des oralen Gesamteindruckes Flavour wahrgenommen werden [5] (Abb. 1). Bei Schoko-

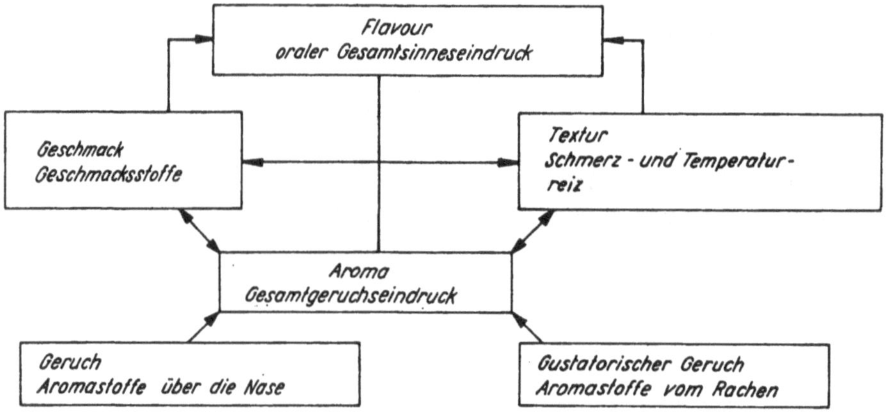

Abb. 1.
Zusammenwirken verschiedener Teilfaktoren bei der Ausbildung des oralen Gesamtsinneseindruckes (Flavour) beim Verkehr von Lebensmitteln; abgeändert nach Rothe [5]

lade wird die Textur sensorisch beim Abbeißen, Kauen, Lutschen und Schlucken durch Wahrnehmung der Druck- und Bruchfestigkeit, des Schmelzverhaltens der festen Schokolade und des klebrig-viskosen Verhaltens der geschmolzenen und mit Speichel vermischten Schokolade im Mundraum beurteilt. Daraus leitet sich die in Tab. 1 [6] dargestellte Klassifizierung der Textur als Möglichkeit ab, diese komplexe Eigenschaft differenziert zu erfassen. Für die quantitative Beurteilung der Texturbegriffe unter dem Aspekt der Verbrauchererwartungen ist die Verbraucher-Texturprofilmethode geeignet.

Tabelle 1
Klassifizierung der Textur von Schokolade [2, 6]

Textur				
mechanisch-rheologische Eigenschaften		thermische Eigenschaften	granulometrischer Zustand, Mischungszustand	sonstige Eigenschaften
primäre Kennwerte	— Härte — Adhäsion — Viskosität — Kohäsion — Elastizität — Fließgrenze — Kaubarkeit	Schmelz- und Erstarrungsverhalten	Teilchengrößenverteilung, Teilchenform	Fett- und Wassergehalt, weitere Rezepturbestandteile
sekundäre Kennwerte				

Verbraucher-Texturprofilmethode nach SZCZESNIAK [1]

Diese Methode beinhaltet eine Bedürfnisanalyse mit Verbrauchern. Zunächst wurden einem Expertenkollektiv geschulter Gutachter 32 Texturbegriffe vorgelegt, die zur Charakterisierung der Textur von Schokolade geeignet sind. Davon bestimmten die Experten 19

lehmig	☐	☐	☐	☐	☐	☐
klebrig	☐	☐	☐	☐	☐	☐
grob	☐	☐	☐	☐	☐	☐
sandig	☐	☐	☐	☐	☐	☐
weich	☐	☐	☐	☐	☐	☐
glatt	☐	☐	☐	☐	☐	☐
schlecht	☐	☐	☐	☐	☐	☐
langsam schmelzend	☐	☐	☐	☐	☐	☐
talgig	☐	☐	☐	☐	☐	☐
teigig	☐	☐	☐	☐	☐	☐
mundhaftend	☐	☐	☐	☐	☐	☐
gut	☐	☐	☐	☐	☐	☐
fein	☐	☐	☐	☐	☐	☐
hart	☐	☐	☐	☐	☐	☐
schnell schmelzend	☐	☐	☐	☐	☐	☐
kremig	☐	☐	☐	☐	☐	☐
zart	☐	☐	☐	☐	☐	☐
ölig	☐	☐	☐	☐	☐	☐
rauh	☐	☐	☐	☐	☐	☐

Abb. 2.
Fragebogen für Verbraucher zur Durchführung der Verbraucher-Texturprofilmethode
Die Liste dient zur Beschreibung der Textur. Gebrauchen Sie diese Ausdrücke, wenn wir Sie bitten, den Schmelz dieser Probe zu beschreiben? Füllen Sie bitte eine der 6 Boxen entlang der Zeile eines jeden Ausdruckes aus. Zeigen Sie den Grad an, in welchem Sie die entsprechende Eigenschaft in dieser Probe spüren. Es ist wichtig für unseren Test, daß Sie für jeden Ausdruck die Wahl treffen. Die 1. Box soll die Abwesenheit und die 6. Box die zu starke Anwesenheit eines Merkmales anzeigen. Die 4 unbenannten Boxen sind zum Ausfüllen der empfundenen Intensitäten, die zwischen diese 2 Extrema fallen.

geeignete Begriffe, die 218 Verbrauchern auf einem Fragebogen (Abb. 2) vorgelegt wurden. Im Ergebnis dieser Analyse wurden als charakteristische Texturbegriffe sowohl für milchfreie Schokolade als auch für Vollmilchschokolade ermittelt

— Bruchverhalten
— schmelzend
— klebrig-viskos
— glatt-fein

Die mathematische Auswertung erfolgte über den Kontingenzkoeffizienten, der erlaubt, Zusammenhänge von variierenden Merkmalen statistisch gesichert zu bewerten.

In Abb. 3 sind alle mittels EDV-Programm berechneten Ergebnisse zusammengestellt. In Tab. 2 sind die den ausgewählten sensorisch bestimmbaren Textureigenschaften entsprechenden meßtechnisch erfaßbaren Eigenschaften sowie texturrelevante stoffliche Elemente und technologische Prozesse gegenübergestellt [6].

		lehmig	klebrig	grob	sandig	weich	glatt	langsam schmelzend	talgig	teigig	mundhaftend	fein	hart	schnell schmelzend	kremig	zart	ölig	rauh
lehmig	A		+	+	+	–	–	–	+	+	+	–	–	+	–	–	+	–
	B		+	+	–	+	–	–	+	+	–	–	–	–	–	–	+	+
klebrig	A			+	–	–	–	–	+	+	+	–	–	+	–	–	–	–
	B			+	–	+	–	–	+	–	+	–	–	–	–	–	+	–
grob	A				+	–	–	+	+	+	–	+	+	–	–	+	+	+
	B				+	–	+	–	+	–	+	+	–	–	–	–	+	+
sandig	A					–	–	–	+	–	–	+	–	–	–	+	–	+
	B					–	+	–	+	–	–	+	–	–	–	+	–	+
weich	A						–	+	+	–	–	–	+	+	+	–	–	–
	B						–	–	–	–	–	+	+	–	+	–	–	–
glatt	A							+	+	–	–	+	–	–	+	+	+	–
	B							–	+	–	–	+	–	–	+	+	–	–
langsam schmelzend	A								–	+	–	+	+	+	+	+	–	–
	B								–	–	–	–	–	+	–	–	–	–
talgig	A									+	+	–	+	+	–	+	+	+
	B									+	+	–	+	+	–	+	+	+
teigig	A										–	–	–	–	+	–	+	–
	B										+	–	–	–	–	–	+	+
mundhaftend	A											+	–	+	–	–	–	–
	B											–	–	–	+	–	–	–
fein	A												–	–	–	+	–	+
	B												–	–	+	+	–	+
hart	A													–	+	–	–	–
	B													–	–	–	–	–
schnell schmelzend	A														+	–	–	–
	B														–	–	–	–
kremig	A															+	–	–
	B															+	–	–
zart	A																–	+
	B																+	+
ölig	A																	+
	B																	+
rauh																		

Abb. 3.
Auswertung von Kontingenztabellen
A Vollmilchschokolade
B dunkle Schokolade
+ Zusammenhang besteht
– Zusammenhang besteht nicht

Methoden zur sensorischen Bewertung der Textur

Für die qualitative und quantitative Beurteilung der sensorischen Textureigenschaften wurde die modifizierte Profilanalyse angewendet [7]. Dabei werden alle sensorisch wahrnehmbaren Eigenschaften erfaßt, und zwar in der Reihenfolge ihres Auftretens, und es wird die Intensität jeder Eigenschaft nach einer Intervallskala bewertet. Als Voraussetzung für die Prozeßbewertung, die eine mathematische Beschreibung der Zusammenhänge zwischen der sensorischen und meßtechnischen Beurteilung der Textur einschließt, wurde die in früheren Arbeiten komplex von den Gutachtern als Schmelz-Schliff bewertete Textur durch ein Texturprofil beschrieben, wobei die Intensitäten der Texturparameter

Tabelle 2
Sensorische und meßtechnische Bewertung ausgewählter Textureigenschaften, zugeordnete Begriffe sowie texturrelevante stoffliche Elemente und technologische Prozesse [6]

Texturbewertung: sensorisch	Texturbewertung: meßtechnisch	zugeordnete Begriffe	texturrelevante Elemente	texturrelevante technologische Prozesse
Bruch-verhalten	Bruchfestigkeit, Druckfestigkeit, Härte, plastische Viskosität	hart, weich, knackig, spröde, plastisch	teilkristalliner Anteil der Fettphase, Kristallstruktur des Fettes, Fettarten und Anteile, Gesamtfettanteile, Milchpulveranteil, Lezithin- und Wasseranteil	Temperieren, Erstarren, Lagerung, Rezeptur Conchieren
schmelzend	Aufschmelzhöhe, Aufschmelzcharakteristik, teilkristallines Verhältnis der Fettphase	schnell schmelzend, langsam schmelzend		
klebrig-viskos	rheologische Eigenschaften flüssiger Schokolade bei 37 °C und Kohäsion	lehmig, teigig, mundhaftend, talgig, klebrig	Rezepturkomponenten und Proportionen, Aggregationszustand der Teilchen	Rezeptur, Feinzerkleinerung, Conchieren, Erstarren, Lagerung
glatt-fein	granulometr. Zustand der – Feststoffteilchen, – Feststoffaggregate	kremig, grob, zart, rauh, sandig, fein, glatt	Teilchengröße der Feststoffe, Aggregationszustand der Teilchen	Rezeptur, Feinzerkleinerung, Conchieren, Erstarren, Lagerung

— Bruchverhalten
— schmelzend
— klebrig-viskos
— glatt-fein

nach der einer Intervallskala entsprechenden Intensitätsskala nach Mohr bewertet wurden [7].

Tab. 3 zeigt die Ergebnisse eines Rangfolgetests zur Wichtung der ausgewählten Texturparameter, im Ergebnis von Gutachterbefragungen dargestellt. Nach der Berechnungsgleichung

$$PQ_{\text{Textur opt.}} = \sum_{i=1}^{n} I_{i\,\text{opt.}} \cdot w_i$$

$I_{i\,\text{opt.}}$ = optimale Intensität der i-ten Textureigenschaft
w_i = Wichtungsfaktor der i-ten Textureigenschaft

kann der optimale *PQ*-Textur für Vollmilch- und Zartbitterschokolade berechnet werden. Er beträgt für Vollmilchschokolade 3,8 und für Zartbitterschokolade 4,0. Die optimalen Intensitäten der Textureigenschaften und ihre Wichtungsfaktoren zeigt Tab. 4.

Für einen Vergleich der *PQ*-Textur-Werte mit der Intensität Schmelz/Schliff gilt die Zuordnung in Tab. 5.

Um die Urteilstreue der Gutachter zu überprüfen, wurden Wiederholproben einbezogen

Tabelle 3
Ergebnisse des Rangfolgetestes für Vollmilch- und Zartbitterschokoladen

Fragestellung:	Die vorgegebenen Begriffe sollen das Schmelzverhalten (Textur) von Schokolade beschreiben. Bitte legen Sie mit dem Rangfolgetest fest, welche Eigenschaften Sie als wichtigste (Platz 1) und welche als weniger wichtig (Plätze 2—4) beim Beschreiben des Schmelzes empfinden!
glatt-fein:	Fühlen der Oberfläche und des granulometrischen Zustandes
klebrig-viskos:	Widerstand an der Zungenbewegung
schmelzend:	Fühlen der Verflüssigung
Bruchverhalten:	Bruchfestigkeit beim Anbeißen der Schokolade

Vollmilchschokolade

	Bruchverhalten	schmelzend	klebrig-viskos	glatt-fein
Rangsumme	257	94,5	178	177,5
Rangwert	3,62	1,33	2,51	2,5
Prozent	21%	29%	25%	25%

Zartbitterschokolade

	Bruchverhalten	schmelzend	klebrig-viskos	glatt-fein
Rangsumme	148	111	177	144
Rangwert	2,6	1,95	3,11	2,53
Prozent	25%	27%	23%	25%

Tabelle 4
Optimale Intensitäten der Textureigenschaften und ihre Wichtungsfaktoren für Vollmilch- und Zartbitterschokolade

	Textureigenschaften	optimale Intensitäten	Wichtungs-faktoren
Vollmilchschokoladen	Bruchverhalten	3	0,20
(Vollmilch I und	schmelzend	5	0,30
Vollmilch II)	klebrig-viskos	3	0,25
	glatt-fein	4	0,25
Zartbitterschokoladen	Bruchverhalten	4	0,25
	schmelzend	5	0,30
	klebrig-viskos	1	0,20
	glatt-fein	5	0,25

und ein Wiederholfaktor WF berechnet [4]. Bei WF $\geqq$ 1,5 wurden die Bewertungen des Gutachters gestrichen. Zur Einschätzung der Vertrauenswürdigkeit der Ergebnisse diente die Standardabweichung s_x und der Konfidenzbereich $\Delta_{x_{95}}$.

Tab. 6 zeigt statistische Parameter der sensorischen Texturbewertung ausgewählter Schokoladenproben.

Tabelle 5
Zuordnung der PQ-Textur-Werte zur Intensität Schmelz/Schliff

Sorte	PQ-Textur	Intensität Schmelz/Schliff
Vollmilch-schokoladen	3,5—4,1	5
	2,9—3,4 und 4,2—4,4	4
	2,1—2,8	3
	1,4—2,0	2
	<1,4	1
Zartbitter-schokolade	3,6—4,4	5
	3,0—3,5 und 4,5	4
	2,2—2,9	3
	1,4—2,1	2
	<1,4	1

Tabelle 6
Statistische Parameter der sensorischen Texturbewertung (Mittelwerte)

Zartbitterschokolade	Intensität x	s_x	$\Delta_{x_{95}}$
schmelzend	4,0	0,354	0,296
glatt-fein	3,8	0,466	0,390
Bruchverhalten	4,1	0,364	0,296
klebrig-viskos	2,8	0,518	0,433
Vollmilchschokolade	**Intensität x**	**s_x**	**$\Delta_{x_{95}}$**
schmelzend	3,5	0,466	0,390
glatt-fein	3,4	0,354	0,296
Bruchverhalten	3,0	0,354	0,296
klebrig-viskos	3,0	0,354	0,296

Meßtechnische Methoden

Zunächst wird nur die Messung der Bruchfestigkeit in die Diskussion der meßtechnisch erfaßbaren Texturbewertung einbezogen. Die Bruchfestigkeit wurde an einem Biegeprüfgerät BPG 100 m MS der Firma Kögel gemessen. Karrees, die aus 100-g-Tafeln herausgebrochen und deren Seiten mittels Messer geglättet und anschließend in Höhe und Breite mit einem Meßschieber ausgemessen worden waren, gelangten dann ca. 60 min in einen Thermostat, um eine gleichmäßige Temperatur von $T = (20{,}0 \pm 0{,}5)$°C zu erreichen. Die vorbereitete Probe wurde im Anschluß daran auf die beiden im Abstand von 16 mm angebrachten Aufleger gelegt und mittig mit einer Biegefinne auf Druck beansprucht. Die Deformation jeder Probe erfolgt bis zum Bruch, wobei auf gleichmäßige Deformationsgeschwindigkeit zu achten ist. Die Meßwerte werden mittels Bandschreiber registriert. Beim Bruch der Probe wird die Widerstandskraft „Null".

Aus der maximalen Biegekraft F_{max}, die beim Bruch auftritt und der ermittelten Bruchfläche A wird die Bruchspannung $\sigma_{B_{max}}$ ermittelt.

$$\sigma_{B_{max}} = F_{max} \cdot \frac{3}{2} \quad \frac{l}{b \cdot h^2} \qquad [N \cdot m^{-2}]$$

$\sigma_{B_{max}}$	— maximale Biegespannung	[N]
F_{max}	— maximale Biegekraft	[N]
l	— Auflegerabstand	[m]
b	— Breite der Probe	[m]
h	— Höhe der Probe	[m]

Von den 10 Messungen je Probe wurden „Ausreißer" sowie der kleinste und größte Wert gestrichen und von den übrigen Werten das arithmetische Mittel $\overline{\sigma_{B_{max}}}$ berechnet. Zur statistischen Bewertung der Meßgenauigkeit wurden Standardabweichung und Konfidenzbereich, $s\sigma_{B_{max}}$ und $\Delta\sigma_{B_{max95}}$ herangezogen. Die Reproduzierbarkeit der Ergebnisse wurde durch Wiederholversuche geprüft.

Ergebnisse

Untersuchungsmaterial

Die Untersuchungen wurden an Schokoladenproben unterschiedlicher Rezeptur durchgeführt (Vollmilch I ohne Austauschfett, Vollmilch II mit 23% Austauschfett, Zartbitterschokolade ohne Austauschfett). Die Schokoladen wurden nach verschiedenen Conchierverfahren hergestellt (Trockenconchieren, kontinuierliches Conchieren mit und ohne Dünnschichtbehandlung der Kakaomasse).

Ergebnisse der sensorischen Bewertung

Die Proben wurden von zwei voneinander unabhängigen Forschungsgutachterkollektiven bei standardisierten Prüfbedingungen nach der modifizierten Profilanalyse bewertet. Als Probenumfang wurde experimentell $> 7 \leq 20$ ermittelt.

In Abb. 4 sind die Texturprofile der Schokoladenproben dreier verschiedener Rezepturen zusammengestellt.

Meßtechnische Ergebnisse

Der Untersuchungsumfang betrug 42 Proben. In Tab. 7 sind die Ergebnisse zusammengestellt.

Abb. 5 zeigt die Beziehung zwischen dem meßtechnischen Parameter „maximale Bruchspannung" und dem sensorischen Parameter „Bruchverhalten".

Auf Grund des Bestimmtheitsmaßes und des Korrelationskoeffizienten konnte ein linearer Zusammenhang für die genannte Rezeptur nachgewiesen werden. Dieser Zusammen-

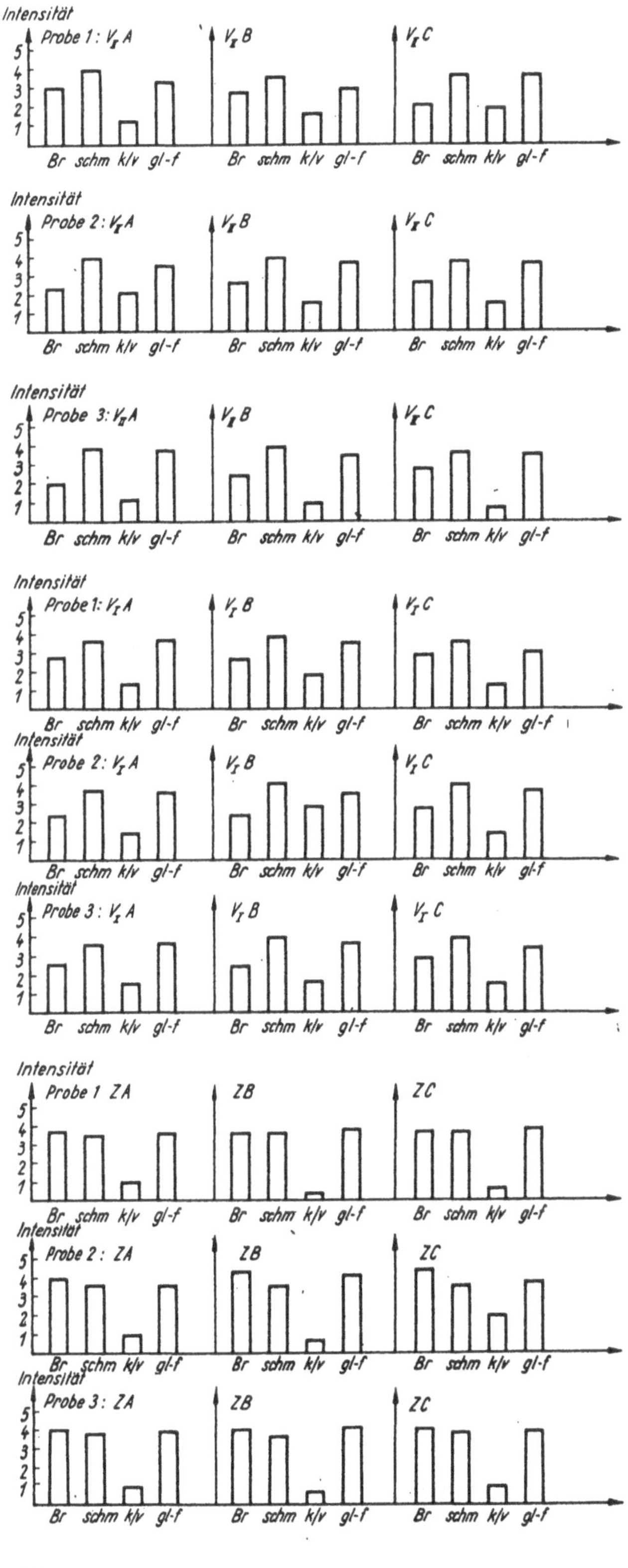

Abb. 4.
Sensorisch ermittelte Texturprofile der Schokoladenmuster der drei verschiedenen Rezepturen, bei unterschiedlichen Prozeßparametern conchiert

Z — Zartbitter
V_I — Vollmilch I
V_{II} — Vollmilch II
Br — Bruchverhalten
schm — schmelzend
k/v — klebrig/viskos
gl-f — glatt-fein
A — trocken conchierte Probe
B — kontinuierlich conchierte Probe ohne Dünnschichtbehandlung der Kakaomasse
C — kontinuierlich conchierte Probe mit Dünnschichtbehandlung der Kakaomasse

Tabelle 7
Ergebnisse der meßtechnischen Bewertung der maximalen Bruchspannung für ausgewählte Schokoladenmuster

Probenbezeichnung (Rezeptur)	Maximale Bruchspannung $\sigma_{B_{max}}$ [N/m²] 10^5	Variationskoeffizient ν [%]
Vollmilch I	3,81	4,9
	3,16	6,5
	3,40	7,4
	3,20	10,7
	3,50	5,0
	3,29	6,6
	3,13	9,0
	3,64	5,7
	3,41	5,5
	3,63	4,3
	4,40	2,7
	4,05	5,3
	3,41	6,6
	4,00	4,4
	4,01	3,7
	3,30	9,7
	3,90	5,3
Vollmilch II	4,29	5,5
	4,37	7,2
	3,66	9,0
	3,41	6,3
	3,09	10,8
	3,68	5,9
	3,25	6,2
	3,36	5,7
	4,04	6,9
	3,34	4,6
	3,48	7,3
Zartbitter	5,50	6,4
	5,43	4,9
	5,30	5,4
	5,44	4,6
	5,88	8,3
	5,19	1,7
	4,62	10,8
	4,64	10,1
	5,37	5,5
	6,87	6,3
	6,87	4,3
	5,18	6,1
	5,18	4,3
	5,30	4,8

hang wurde durch den *t*-Test bestätigt. In Abb. 6 ist die Beziehung zwischen den Parametern „Schmelz/Schliff" und der „maximalen Bruchspannung" verdeutlicht.

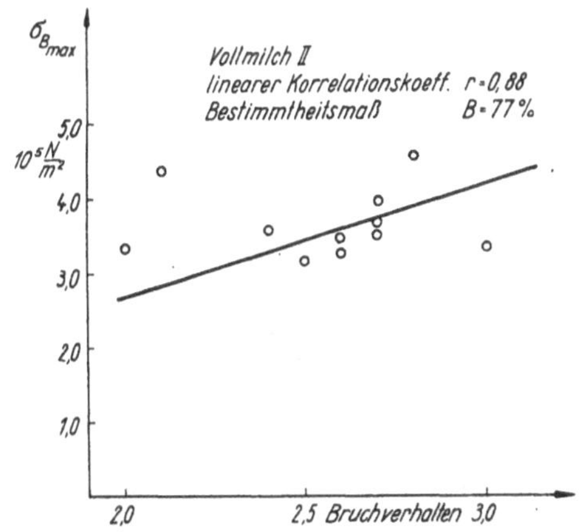

Abb. 5.
Beziehung zwischen dem meßtechnischen Parameter „max. Bruchspannung" und dem sensorischen Parameter „Bruchverhalten"

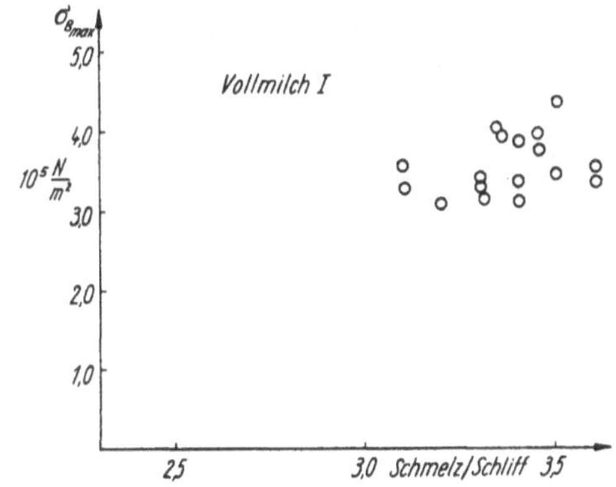

Abb. 6.
Beziehung zwischen dem meßtechnischen Parameter „max. Bruchspannung" und dem sensorischen Parameter „Schmelz/Schliff"

Diskussion und Schlußfolgerungen

Nach Abb. 4 weist Zartbitterschokolade gegenüber Vollmilchschokolade deutliche Unterschiede auf, die auch im Texturprofil sichtbar werden. Der Parameter „klebrig-viskos" von Zartbitterschokoladeproben wird im Vergleich zu Milchschokoladeproben deutlich geringer bewertet. Das Bruchempfinden ist bei Zartbitterschokolade dagegen höher als bei den Milchschokoladensorten. Eine gute Korrelation zwischen dem Bruchempfinden und dem meßtechnischen Parameter $\sigma_{B_{max}}$ konnte bei Vollmilch II nachgewiesen werden. Ebenso konnten zwischen den sensorischen Parametern Schmelz/Schliff und dem meßtechnischen Parameter $\sigma_{B_{max}}$ mit Hilfe des *t*-Testes Abhängigkeiten nachgewiesen werden, die aber keinen linearen Zusammenhang darstellen und auch nur bei der Rezeptur Vollmilch I zutreffend sind.

Untersuchungen zur Korrelation zwischen dem sensorischen Kennwert klebrig-viskos und der Casson-Viskosität der Schokolade bei 40 °C zeigen keinen eindeutigen Zusammenhang. Während die untersuchten Muster der Milchschokolade eine geringere Casson-Viskosität aufweisen als die Zartbitterschokoladenmuster, zeigen die sensorischen Parameter eine höhere Intensität bei Milchschokolade. Wahrscheinlich überdeckt bei der sensorischen Analyse das Klebrigkeitsempfinden das Viskositätsempfinden, so daß für die weiteren

Untersuchungen eine Differenzierung des Sinneseindruckes in „klebrig“ und „viskos“ vorzunehmen wäre. Das sensorische Texturmerkmal „glatt-fein“ weist höhere Intensitäten bei Zartbitterschokolade auf. Die untersuchten Milchschokoladen wurden weniger glatt und fein empfunden, was auf die Aggregationsneigung und den granulometrischen Zustand des verwendeten Milchpulvers zurückzuführen ist. Die in der Literatur vielfach angegebene Siebanalyse muß bezüglich ihrer Eignung weiterhin untersucht werden, um sie als entsprechende meßtechnische Methode für das Texturmerkmal „glatt-fein“ einordnen zu können. Korrelationsuntersuchungen zeigen bisher keinen deutlichen Zusammenhang.

Das sensorische Texturmerkmal „schmelzend“ weist eine etwas höhere Intensität bei Milchschokolade im Vergleich zu Zartbitterschokolade auf. Eine Beziehung mit dem meßtechnischen Parameter „Aufschmelzhöhe“ konnte im Rahmen anderer Forschungsarbeiten nachgewiesen werden.

Nach den vorgestellten sensorischen und meßtechnischen Ergebnissen sind keine signifikanten Unterschiede der Schokoladenqualität in Abhängigkeit vom Conchierverfahren nachzuweisen. Die Eignung des kontinuierlichen Conchierverfahrens zur Herstellung von Qualitätserzeugnissen wurde damit nachgewiesen. Die vorgestellten sensorischen Methoden und Parameter zur Charakterisierung der Textur von Schokolade haben sich bei der Qualitätssicherung bewährt. Voraussetzung für eine zuverlässige und differenzierte Aussage ist jedoch ein hochqualifiziertes Gutachterkollektiv mit $n \geqq 8$.

Für die angestrebten Korrelationsbetrachtungen der Bruchfestigkeit mit den sensorischen Texturparametern sind die Streuungsmaße zu groß. Aus Tab. 7 geht hervor, daß bei Vollmilch I und Vollmilch II die $\sigma_{B_{max}}$-Werte zwischen $3{,}09 \cdot 10^5$ N/m² und $4{,}40 \cdot 10^5 =$ N/m² liegen und bei Zartbitterschokoladen im Bereich von $4{,}62 \cdot 10^5$ N/m² bis $6{,}87 \cdot 10^5$ N/m². Dadurch überschneiden sich die Konfidenzbereiche der Mittelwerte, und es sind keine eindeutigen Qualitätsunterschiede innerhalb der untersuchten Rezepturen festzustellen. Durch Ausschalten der Fehlerquellen

— fehlende Temperierkammer

— manuelle Handradbedienung (inzwischen erfolgt elektrischer Antrieb)

kann die Meßgenauigkeit erhöht werden. Allerdings wird die probenspezifische Streuung der Meßwerte durch feinste Haarrisse und Luftblasen, die einen unkontrollierbaren Spannungszustand verursachen, den im 2. Versuchsabschnitt erreichten Konfidenzbereich nicht unterschreiten.

Zwischen der Bruchfestigkeit und dem Bruchempfinden als einer sensorischen Komponente der Textur von Schokolade konnte ein linearer Zusammenhang bei Vollmilch II nachgewiesen werden (Abb. 5). Damit wäre es bei verbesserter Meßgenauigkeit möglich, die sensorische Bewertung durch die meßtechnische zu ergänzen. Ebenso ist es für weitere Untersuchungen am Kögel-Biegeprüfgerät unerläßlich, innerhalb jeder Rezeptur den Einfluß bestimmter Meßtemperaturen auf die Bruchspannung zu untersuchen. Gegenwärtig wird das Bruchverhalten sensorisch bei Körpertemperatur und meßtechnisch bei 20 °C untersucht.

Um für die komplexe Qualitätssicherung vertrauenswürdige und reproduzierbare Ergebnisse verfügbar zu haben, ist es zweckmäßig, für alle sensorischen Texturmerkmale nach dem dargestellten Prinzip Meßverfahren und -methoden auszuarbeiten. Über die Ergebnisse der dazu laufenden Arbeiten wird zu gegebener Zeit berichtet werden.

Der besondere Dank der Verfasser gilt den Forschungsgutachterkollektiven der TU Dresden und des VEB TSW Saalfeld für die sensorische Bewertung der Schokoladenproben. Den Kollegen des VEB Fora Leipzig,

Betrieb im Kombinat Süßwaren, danken wir für die Möglichkeit zur Durchführung der Messungen am Kögel-Biegeprüfgerät.

Summary

A. Kochan and M. Grimm: Further development of complex quality securing by sensory and metric evaluation of the texture

The general impression of a chocolate is produced by textural features, as well as by olfactory and gustatory characteristics. The intensity and the time course of perception of the gustatory properties are very strongly influenced by the kind and duration of the melting process. The development of the respective texture, however, depends upon the processing and the material. A sensory evaluation during consumption revealed the quality-relevant textural parameters. The authors describe above all sensory methods, and attempt to corroborate the organoleptically determined breaking sensation by breaking strength measurements for the purpose of establishing functional relationships between the sensations perceived and the instrumental measurements.

Резюме

А. Кохан и М. Гримм: Усовершенствование комплексного обеспечения качества путем сенсорной и измерительной оценами текстуры

Общее впетчатление шоколада определяется как текстурными признаками так и свойствами вкуса и запаха. Интенсивность и временная последовательность восприятия вкусовых свойств значительно зависят от вида и длительности процесса плавления. Образование той или иной текстуры, напротив, не зависит ни от процесса ни от вещества. Исходя из сенсорной оценки во время еды разработано, какие параметры являются значимыми для качества. Преимущественно представлены сенсорные методы, и делается попытка, подкрепить сенсорно установленное восприятие разрыва измерением прочности на разрыв, чтобы установить функциональные зависимости между ощутимыми восприятиями и инструментальными измерениями.

Literatur

[1] Szczesniak, A. S., J. Texture Studies **2** (1971) S. 196—206.
[2] Heiss, R., und H. Witzel, Z. Lebensmittel-Unters. u. -Forsch. **141** (1969) S. 87—102.
[3] Kochan, A., Lebensmittelind. **27** (1980) S. 215—218.
[4] Kochan, A., und N. Scholz, Ergebnisse der Forschungskooperation zwischen dem Kombinat NAGEMA, der TU Dresden und dem Kombinat Süßwaren — Ein kontinuierliches Conchierverfahren. Unveröffentlicht.
[5] Seiler, K., Süßwaren **23** (1979) 2, S. 18—24.
[6] Tscheuschner, H. D., Kochan, A. u. a., Bericht II. Kolloquium Rheologie und Textur der Lebensmittel, Teil 2, S. 76—89, Dezember 1981.
[7] Kochan, A., Jahresbericht 1979 zum Forschungsteilthema „Sensorische Bewertung". Unveröffentlicht.
[8] ASMW — VW 800, Sensorische Qualitätsprüfung — Beurteilung von Süßwaren — Massivschokolade, 1. 1. 1974.

Frau Dr. sc. techn. A. Kochan und Dipl.-Ing. M. Grimm, Technische Universität Dresden, Industrie-Institut, DDR-8027 Dresden, Mommsenstr. 13

Eingegangen 6. 10. 1982

Rezensionen

(A. S. Ginsburg und I. M. Savina: **Stoff- und Feuchtigkeitsaustauschcharakteristika von Lebensmittelprodukten.** 280 Seiten, 105 Abb., 115 Tab. Verlag Legkaja i piščevaja promyšlennost, Moskau 1982. Preis: 1 Rbl., 20 Kop.; 6,— M.

Der vorliegende Band gehört zu einer Serie von insgesamt 4 Bänden eines Wissensspeichers über physikalische Stoffcharakteristika von Lebensmitteln, zu deren Initiatoren und Herausgebern der international hochgeschätzte Wissenschaftler A. S. Ginsburg gehört.

Im Gegensatz zu zahlreichen Stoffdatensammlungen wird hier das aus der internationalen Literatur stammende Datenmaterial einer Analyse und Verallgemeinerung unterworfen und die entsprechende physikalische Grundlage sowie das methodische Konzept sichtbar und nutzbar gemacht. Folgerichtig gliedert sich der Band in drei Grundlagenabschnitte:

I. Molekularphysikalische und thermodynamische Gesetzmäßigkeiten des Feuchtigkeitstransportes
II. Stoffaustauschcharakteristika und thermodynamische Parameter des Stoffaustausches in feuchten Materialien
III. Methoden und Geräte
— einen Hauptabschnitt mit Stoffdaten und Stoffunktionen für verschiedene Lebensmittelerzeugnisgruppen,
— einen Abschnitt, der sich der Anwendung dieser Stoffcharakteristika in Prozeßberechnungen widmet.

Damit geht das Buch weit über eine übliche Stoffdatensammlung hinaus. Durch die Vermittlung des Methodenbestandes und der zugehörigen Theorie und Praxis regt es den Fachmann zur selbständigen Ermittlung und Bewertung von Stoffdaten unter konkreten Bedingungen und für spezielle Erzeugnisse an. Die Anordnung in den umfangreichen Tabellen und graphischen Darstellungen erleichtert die Übersichtlichkeit und das schnelle Auffinden der gewünschten Daten.

Das Buch ist von Bedeutung für Naturwissenschaftler und Ingenieure, die auf dem Gebiet der Prozeßberechnung und der Verfahrensentwicklung in der Lebensmittelproduktion tätig sind. Für Studierende der Fachrichtungen Lebensmitteltechnik, Verfahrenstechnik und Lebensmitteltechnologie stellt es einen nützlichen Ratgeber dar. H.-D. Tscheuschner

B. Flury und H. Riedwyl: **Angewandte multivariate Statistik. Computergestützte Analyse mehrdimensionaler Daten.** 187 Seiten, 91 Abb., 31 Tab. Gustav Fischer Verlag, Stuttgart, New York 1983. Preis: 39,— DM.

Rechenzentren und Programmbibliotheken machen es Nutzern ohne fundierte mathematische Ausbildung leicht, anfallende Datenmengen mit Methoden der multivariaten Statistik zu behandeln. In vielen Fällen sind aber dem Experimentator nicht nur mathematischer Hintergrund und Zusammenhang unklar, sondern auch Leistungs- und Aussagefähigkeit der verschiedenen Verfahren. Oft werden unsinnige, falsche oder auch aus Unkenntnis gar keine Fragen gestellt. Diesem Mangel versucht das vorliegende Buch abzuhelfen. Es wendet sich vornehmlich an den Anwender der Methoden. An einem einfachen Beispiel, das durch das ganze Buch geführt wird, verstehen es die Autoren, die grundlegenden Ideen, Fragestellungen und Konsequenzen der multivariaten Verfahren sehr anschaulich und mit zumutbarem und ausreichendem mathematischem Apparat zu demonstrieren. Im einzelnen werden behandelt: Mehrfache lineare Regression, Linearkombinationen, Diskriminanz-, Identifikations-, Hauptkomponenten-, Faktorenanalyse, Vergleich von Kovarianzmatrizen. Je nach Voraussetzung und Möglichkeit kann sich der Leser des Schlußteils bedienen: Formulierung der Zusammenhänge in Matrizenschreibweise, Übungsaufgaben, Hinweise auf weiterführende Literatur. Nur dort — z. B. im Kapitel Faktorenanalyse —, wo die Autoren vom gewählten Motto (bewußte Vereinfachung durch Wegfall von Einzelheiten und streitenden Meinungen) etwas abrücken, leidet die Verständlichkeit. Ihr Ziel, Brücken zwischen dem Experimentator und dem Statistiker zu bauen, wissen die Autoren bestens zu erreichen. H.-J. Zunft

Die Nahrung 27, 7, 1983, 633—643

Zentralinstitut für Ernährung in Potsdam-Rehbrücke
(Direktor: Prof. Dr. H. SCHMANDKE), Forschungszentrum für Molekularbiologie und Medizin, Akademie der Wissenschaften der DDR, und Bezirks-Hygieneinspektion und Bezirks-Hygiene-Institut Erfurt „Max von Pettenkofer" (Bezirkshygieniker und Direktor: MR Dr. med. R. ULLMANN)

Untersuchungen zur Kontamination von Lebens- und Futtermitteln ausgewählter Gebiete des Bezirkes Erfurt mit Blei und Cadmium
4. Mitt. Zur Belastung von Gemüsekulturen im Anbauzentrum Raum Erfurt

R. ENGST, R. KÖNIG, G. BECKMANN und K. LAUTERBACH

Mit dem Ziel, den Einfluß von Schwermetallemissionen einer Großstadt auf den Blei- und Cadmiumstatus für die Versorgung wichtiger Gemüsearten zu ermitteln, untersuchten wir über einen Zeitraum von 3 Jahren 193 Gemüseproben aus dem bedeutenden Anbauzentrum Erfurt. Die Proben wurden unter Berücksichtigung der Hauptwindrichtung und Infrastruktur der Stadt von 4 verschiedenen Anbaugebieten entnommen.

Die Blei- und Cadmiumgehalte lagen — bis auf eine Ausnahme — unterhalb der gemäß Anordnung über Lebensmittelfremdstoffe festgelegten Höchstmengen. Blattgemüse wiesen dabei im Vergleich mit Kohlgemüsearten höhere Metallgehalte auf. In den emissionsseitig stärker belasteten Gebieten konnten in Gemüseproben durchschnittlich etwas höhere Bleigehalte ermittelt werden. Diese Unterschiede waren dagegen bei den Cadmiumgehalten nicht feststellbar. Die höchsten Blei- und Cadmiumgehalte fanden sich im Spinat. Zur Abklärung des Einflusses von Wasch- und Blanchierprozessen bei der industriellen Verarbeitung wurden 23 Spinatkonserven zusätzlich analysiert. Die erwartete Abnahme der Schwermetallgehalte wurde bestätigt.

Insgesamt belegen unsere Untersuchungen, daß die im Erfurter Raum angebauten Hauptgemüsearten Blumen-, Weiß-, Rot- und Wirsingkohl sowie Kopfsalat und Spinat bei Berücksichtigung der durchschnittlichen Verzehrsmengen nicht wesentlich zur Gesamtbelastung der Ernährung durch Blei und Cadmium beitragen.

Über die Belastung von Gemüsekulturen mit den Schwermetallen Blei und Cadmium wurden Untersuchungen unterschiedlichen Inhaltes veröffentlicht, z. B. über die Ermittlung der Kontaminationen durch industrielle und häusliche Emissionen [4, 6, 8, 19, 23, 26—28, 31, 33, 39—41], durch kommunale und gewerbliche Abfallstoffe wie Abwasser und Klärschlamm [17, 30, 36—38, 46, 48], durch Rohphosphate als Düngemittel [25, 29, 30], durch Reifenabrieb und über den Einfluß der Kraftfahrzeugabgase in Abhängigkeit von der Verkehrsfrequenz und der Standortentfernung der angebauten Produkte [3, 11, 12, 15, 22, 34, 42, 49, 50]. Ferner wurden der Einfluß der spezifischen Wachstumsformen und Oberflächen der Gemüsearten [42, 50], die Auswirkungen von küchentechnischen und von industriellen Bearbeitungen untersucht [9, 10, 26, 35, 44, 45, 50] sowie Marktkorbanalysen

[1] 3. Mitt. Nahrung 27, 147 (1983)

durchgeführt [5—7, 14, 15, 18, 28, 32, 35, 43]. Speziell für das Gebiet der DDR liegen jedoch nur wenige derartige Veröffentlichungen vor [3—6, 31, 43].

Das Ziel dieser Arbeit war es, den Grad der Blei- und Cadmiumbelastung von Gemüse im Immissionsbereich einer Großstadt mit bedeutendem Gemüseanbau zu ermitteln. Wir wählten für unsere Untersuchungen das Gemüseanbauzentrum im Raum der Bezirksstadt Erfurt aus. Die Bedeutung dieses Gemüsezentrums geht daraus hervor, daß allein von den in der DDR im Jahre 1980 erzeugten 122028 Tonnen Blumenkohl 25% hier geerntet wurden.

Um den Einfluß des Wasch- und Blanchierprozesses bei der industriellen Bearbeitung von Spinat auf den Gehalt an Blei und Cadmium abzuklären, untersuchten wir neben Frischware zusätzlich auch eine Anzahl von Spinatkonserven.

Methodik

Beschreibung der Standorte

Abb. 1 zeigt eine Übersichtsskizze derjenigen Gemüseanbaugebiete im Raum Erfurt, von denen wir Gemüseproben entnahmen[2]; diese Flächen grenzen unmittelbar an die

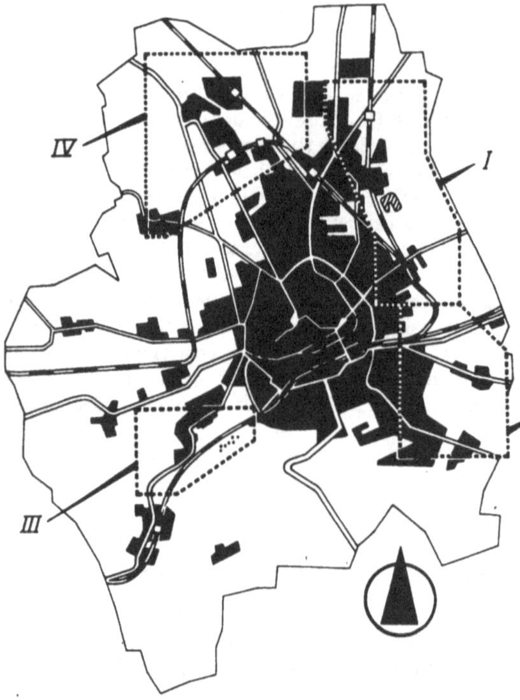

Abb. 1.
Übersichtsskizze der Gemüseanbaugebiete im Raum Erfurt, aus denen Proben entnommen wurden
I — Erfurt-Ost
II — Erfurt-Dittelstedt/Melchendorf
III — Erfurt-Hochheim
IV — Erfurt-Marbach/Gispersleben

[2] Wir danken den Mitarbeitern der genannten LPG'en und GPG'en für die freundliche Unterstützung bei der Probenahme

Stadt an. Somit ist in Abhängigkeit von der Hauptwindrichtung, der Standorte der Industriebetriebe, des Verkehrsaufkommens und anderer Emissionsquellen eine unterschiedlich starke Schwermetallbeeinflussung zu erwarten, wobei auch die Möglichkeiten der Kontamination durch bestimmte Düngemittel und Klärschlamm nicht übersehen werden dürfen.

Die Anbaugebiete I und II sind charakterisiert durch ihre Lage in der Hauptwindrichtung. Als Emissionsquellen sind die im Osten der Stadt stark konzentrierte Industrie, der Hausbrand und der Verkehr auf den stark frequentierten Hauptstraßen hervorzuheben. Die Anbaugebiete III und IV liegen entgegengesetzt der Hauptwindrichtung im industriearmen Westbereich der Stadt. Als mögliche Emissionsquellen sind hier vor allem der Hausbrand und der Straßenverkehr zu nennen.

Probenahme

Aus den in Abb. 1 dargestellten Anbaugebieten wurden unter Berücksichtigung der vorhandenen Emissionsmöglichkeiten und der ackerbaulichen Gegebenheiten Probeentnahmeflächen ausgewählt. Diese waren von unterschiedlicher Größe und bestanden jeweils aus mehreren Äckern, die in den einzelnen Vegetationsperioden mit verschiedenartigen Kulturen bebaut wurden. Entnommen wurden nur die durch ihre relativ große Oberfläche charakterisierten Gemüsearten wie Blumenkohl, Kopfsalat, Rotkohl, Spinat, Weißkohl und Wirsingkohl, die zugleich auch die Hauptanbauarten darstellen und für die Versorgung von besonderer Bedeutung sind. Die Untersuchungen erstreckten sich über 3 Vegetationsperioden (1978—1980).

Von den Kohlgewächsen und dem Kopfsalat kamen mindestens 3 Köpfe, vom Spinat ca. 2 kg zur Untersuchung.

Probenvorbereitung

Von den Gemüseproben wurden die äußeren Hüllblätter und die Wurzelansätze entfernt, beim Spinat grobverschmutzte bzw. angefaulte Blätter aussortiert. Um die tatsächliche Belastung mit den Schwermetallen Blei und Cadmium zu ermitteln, wurden alle Proben ungewaschen entsprechend unserer 1. Mitt. [13] weiterverarbeitet.

Bestimmungsmethode

Die inversvoltammetrische Blei- und Cadmiumbestimmung erfolgte nach der in der 1. Mitt. [13] angegebenen Vorschrift. Von den Spinatkonserven wurden ca. 5 g Homogenat eingewogen. Bei Vorlage von 10 ml Aufschlußlösung lagen die Bestimmungsgrenzen für Blei bei 0,015 mg/kg und für Cadmium bei 0,008 mg je kg.

Ergebnisse und Diskussion

Insgesamt untersuchten wir 193 Gemüseproben. Die Ergebnisse sind in Tab. 1 zusammengestellt. Die Umrechnung der in Trockensubstanz analysierten Blei- und Cadmiumgehalte auf Frischsubstanz erfolgte nach den von Haenel u. a. [20] angegebenen durchschnittlichen Wassergehalten; zahlreiche eigene Wasserbestimmungen in den von uns

Tabelle 1
Blei- und Cadmiumgehalte von Gemüsearten aus dem Gemüseanbauzentrum Erfurt

Gemüseart	n		Pb		Cd	
			mg/kg i.T.	mg/kg FS	mg/kg i.T.	mg/kg FS
Blumenkohl	99	SB	0,02–1,51	0,002–0,121	<0,008–0,317	<0,0006–0,025
		$\bar{x}$	0,46	0,037	0,066	0,005
Kopfsalat	29	SB	0,49–4,17	0,024–0,208	0,264–1,64	0,013–0,082
		$\bar{x}$	1,49	0,074	0,680	0,034
Rotkohl	11	SB	0,16–0,38	0,013–0,030	<0,008–0,094	<0,0006–0,08
		$\bar{x}$	0,27	0,022	0,054	0,004
Spinat	14	SB	0,94–4,52	0,075–0,361	0,239–2,66	0,019–0,212
		$\bar{x}$	2,20	0,176	0,741	0,059
Weißkohl	19	SB	0,14–0,81	0,011–0,065	0,022–0,092	0,002–0,007
		$\bar{x}$	0,31	0,025	0,046	0,004
Wirsingkohl	21	SB	0,19–0,95	0,019–0,095	0,023–0,145	0,002–0,015
		$\bar{x}$	0,48	0,048	0,058	0,006

n = Probenzahl SB = Streubereich $\bar{x}$ = arithmetisches Mittel FS = Frischsubstanz

untersuchten Gemüsearten bestätigten diese Durchschnittswerte (Blumenkohl, Rotkohl, Spinat, Weißkohl 92,0%, Kopfsalat 95,0%, Wirsingkohl 90,0%). Der für das Erfurter Anbauzentrum bevorzugten Stellung des Blumenkohls trugen wir durch die im Vergleich zu den anderen Gemüsearten höhere Probenzahl Rechnung.

Um meteorologische Einflüsse in den einzelnen Vegetationsperioden und mögliche Veränderungen der Emissionssituation und ihre Auswirkungen auf den Schwermetallgehalt des Gemüses zu berücksichtigen, haben wir einen Untersuchungszeitraum von über 3 Jahren gewählt. Unsere Untersuchungen zeigten jedoch, daß signifikante Unterschiede in den einzelnen Jahren nicht festzustellen waren.

Wie die erhaltenen Ergebnisse ausweisen, liegen sowohl die Durchschnitts- als auch die Maximalwerte von Blei und Cadmium unterhalb der in der Anordnung über Lebensmittelfremdstoffe [2] festgelegten Höchstmengen[3] von 0,5 mg Pb/kg und 0,1 mg Cd/kg. Eine Ausnahme hinsichtlich des Cadmiumgehaltes bildet eine Spinatprobe aus dem Anbaugebiet IV. In Tab. 2 haben wir für die ausgewählten Gemüsearten die uns vorliegenden Daten aus der Literatur zusammengestellt. Ein Vergleich mit diesen Werten zeigt, daß sich die von uns ermittelten Gehalte an Blei und Cadmium im Normalbereich bewegen. Es ist jedoch auch erkennbar, daß Spinat und Kopfsalat gegenüber den anderen untersuchten Gemüsearten deutlich höhere Konzentrationen an Blei und Cadmium aufweisen. Zu gleichen Feststellungen gelangten z. B. auch TREPTOW u. a. [47]. Bezüglich des Bleigehaltes ist dies mit der relativ größeren Oberfläche der Blattgemüse gegenüber den Kohlgemüsen zu begründen. Die festgestellten Erhöhungen des Cadmiumgehaltes sind hingegen auch auf artspezifische Besonderheiten zurückzuführen, die im Zusammenhang mit der zum Unterschied von

[3] ab 1. 11. 1983 rechtskräftig

Blei bevorzugten Cadmiumaufnahme der Pflanzen über das Wurzelsystem bestehen [6, 16, 26].

In Tab. 3 sind die Blei- und in Tab. 4 die Cadmiumgehalte aufgeschlüsselt nach den entsprechenden Anbaugebieten I—IV zusammengestellt. Wenn auch insgesamt keine Überschreitungen der zulässigen Höchstwerte festzustellen waren, so liegen jedoch die Blei-

Tabelle 3
Bleigehalte [mg/kg i.T.] von Gemüsearten aus den Gemüseanbaugebieten I—IV

Gemüseart		*n*	I	*n*	II	*n*	III	*n*	IV
Blumenkohl	SB	30	0,17—1,51	35	0,02—0,96	12	0,19—0,95	22	0,20—0,73
	$\bar{x}$		0,51		0,50		0,39		0,37
Kopfsalat	SB	13	0,49—4,17	7	1,27—2,86			9	0,59—2,65
	$\bar{x}$		1,45		1,95				1,19
Rotkohl	SB			3	0,25—0,36	5	0,16—0,28	3	0,25—0,38
	$\bar{x}$				0,31		0,23		0,30
Spinat	SB			8	1,00—4,52	1		5	0,94—3,77
	$\bar{x}$				2,35		1,50		2,10
Weißkohl	SB	3	0,14—0,49	11	0,20—0,81			5	0,19—0,31
	$\bar{x}$		0,34		0,33				0,25
Wirsingkohl	SB	6	0,44—0,95	6	0,19—0,58	9	0,26—0,57		
	$\bar{x}$		0,67		0,37		0,43		

n = Probenzahl SB = Streubereich $\bar{x}$ = arithmetisches Mittel

gehalte der Gemüseproben aus den Anbaugebieten I und II in der Regel über denen der Proben aus den Anbaugebieten III und IV. Die Häufigkeitsverteilung der Einzelwerte von Blumenkohl und Kopfsalat zeigt, daß sich die Mehrzahl der Werte sowohl aus den östlichen als auch westlichen Anbaugebieten im gleichen Konzentrationsbereich bewegen, aber eine Reihe von Einzelwerten von Proben aus den östlichen Anbaugebieten (I und II) beträchtlich über dem Durchschnittsgehalt liegt. Dies deutet auf eine zwar geringe, aber doch spürbar höhere Immissionsbelastung hin, bedingt durch den Einfluß der Hauptwindrichtung und der höheren Emission durch Industrie und Verkehr im östlichen Bereich der Stadt.

Bezüglich des Cadmiumgehaltes sind diese Unterschiede nicht feststellbar. Die in den weniger immissionsbelasteten Gebieten III und IV teilweise festgestellten höheren Cadmiumgehalte weisen darauf hin, daß im Falle des Cadmiums, bedingt durch den anderen Aufnahmemechanismus, nicht die Emission ausschlaggebend ist, sondern die Cadmiumkonzentration des Bodens, die z. B. durch Ausbringung von künstlichen Düngemitteln und Klärschlamm stark beeinflußt werden kann [17].

Da im Spinat die höchsten Blei- und Cadmiumgehalte ermittelt wurden, schien es uns interessant, den Einfluß der industriellen Verarbeitung, insbesondere des Wasch- und

Tabelle 2
Blei- und Cadmiumgehalte [mg/kg] von Gemüsearten nach Literaturangaben

Gemüseart	Pb				Cd				Literatur
	Trockensubstanz		Frischsubstanz		Trockensubstanz		Frischsubstanz		
	SB	$\bar{x}$	SB	$\bar{x}$	SB	$\bar{x}$	SB	$\bar{x}$	
Blumenkohl			0,02—0,8	0,1					5
		0,533		0,042		0,114		0,009	7
								0,038	14
								0,005	36
			0,042—0,100	0,061			0,006—0,012	0,009	44
Kopfsalat			0,06—0,8	0,2					5
		2,83		0,116		0,805		0,033	7
								0,042	14
	1,0—32,0								15
				0,043					18
	0,15—3,58								21
				0,09					28
								0,037	32
	3,6—7,2	5,0			0,60—4,60	2,09			33
								0,02	36
	0,315—3,106	1,187			0,031—0,147	0,054			40
		4,5				0,15		0,033	45
									47
Rotkohl								0,008	1
		0,988		0,078		0,077		0,0061	7
								0,040	14
Spinat			0,3—1,4	0,8					5
		6,68		0,492		0,936		0,069	7
	2,0—7,5								15
				0,041					18
	0,75—2,19								21

						0,12			31
								0,087	32
								0,04	36
	0,642—0,707	0,483			0,055—0,063	0,059			40
		11,0							50
Weißkohl								0,01	1
			0,01—0,05	0,03					5
		0,589		0,043		0,096		0,007	7
								0,033	14
	0,21—0,50								27
			0,009—0,035						28
								0,230	32
							0,009—0,024	0,013	43
		4,9				0,13			45
Wirsingkohl		0,481		0,048		0,13		0,013	7
								0,039	14
								0,190	32
			0,032—0,127	0,070			0,007—0,013	0,010	44
		7,60				0,20			45

SB = Streubereich $\bar{x}$ = arithmetisches Mittel

Tabelle 4
Cadmiumgehalte [mg/kg i.T.] von Gemüsearten aus den Gemüseanbaugebieten I—IV

Gemüseart		*n*	I	*n*	II	*n*	III	*n*	IV
Blumenkohl	SB	30	<0,008—0,146	35	<0,008—0,317	12	0,028—0,091	22	0,033—0,171
	$\bar{x}$		0,062		0,067		0,051		0,079
Kopfsalat	SB	13	0,264—0,811	7	0,835—1,64			9	0,282—1,22
	$\bar{x}$		0,485		1,09				0,644
Rotkohl	SB			3	0,032—0,047	5	<0,008—0,110	3	0,057—0,940
	$\bar{x}$				0,041		0,046		0,079
Spinat	SB			8	0,239—1,06	1		5	0,322—2,66
	$\bar{x}$				0,414		1,13		1,185
Weißkohl	SB	3	0,061—0,080	11	0,022—0,092			5	0,031—0,059
	$\bar{x}$		0,071		0,044				0,039
Wirsingkohl	SB	6	0,052—0,145	6	0,037—0,103	9	0,023—0,068		
	$\bar{x}$		0,077		0,059		0,044		

n = Probenzahl SB = Streubereich $\bar{x}$ = arithmetisches Mittel

Blanchierprozesses durch die Untersuchung von Spinaterzeugnissen abzuklären. Die erhaltenen Ergebnisse, die eine deutliche Abnahme des Bleigehaltes und eine etwas geringere Abnahme des Cadmiumgehaltes der Fertigerzeugnisse erkennen lassen, sind in Tab. 5 zusammengestellt.

Tabelle 5
Blei- und Cadmiumgehalte [mg/kg] von Spinatfrischware, -sterilkonserven und -feinfrostware

	n		Pb		Cd	
			TS	FS	TS	FS
Frischware	14	SB	0,94—4,52	0,075—0,361	0,239—2,66	0,019—0,212
		$\bar{x}$	2,20	0,176	0,741	0,059
Sterilkonserven (Betrieb A)	9	SB	1,23—1,70	0,098—0,136	0,363—0,850	0,029—0,068
		$\bar{x}$	1,54	0,123	0,557	0,045
Sterilkonserven (Betrieb B)	8	SB	1,04—1,65	0,083—0,132	0,350—0,650	0,028—0,052
		$\bar{x}$	1,40	0,112	0,513	0,041
Feinfrostware	6	SB	0,99—1,54	0,079—0,123	0,388—0,988	0,031—0,079
		$\bar{x}$	1,36	0,109	0,700	0,056

n = Probenzahl SB = Streubereich $\bar{x}$ = arithmetisches Mittel TS = Trockensubstanz
FS = Frischsubstanz

Unter Berücksichtigung der festgestellten nur geringfügigen Kontamination des Frischgemüses und der an Fertigerzeugnissen erzielten Ergebnisse, die etwa auch für die haushaltsmäßige Verarbeitung zutreffen dürften, kann man annehmen, daß der regelmäßige Verzehr von Gemüse — im speziellen Falle aus dem Anbauzentrum Erfurt — keinen wesentlichen Anteil an der Gesamtbelastung mit Blei und Cadmium darstellt. So beträgt die durch Gemüse im Wochendurchschnitt zugeführte Schwermetallmenge unter Zugrundelegung der aus allen 6 Gemüsearten (Tab. 1) ermittelten Durchschnittsgehalte von 0,064 mg Pb je kg F.S. und 0,019 mg Cd/kg F.S. und bei Annahme eines täglichen Verzehrs von 250 g Gemüse nur ca. 0,1 mg Pb/Woche und ca. 0,03 mg Cd/Woche. Sie liegt somit beträchtlich unter der von der WHO für die Gesamtnahrung gegebenen Empfehlung von 3 mg Pb je Person und Woche und 0,4—0,5 mg Cd/Person und Woche [24, 47]. Dabei ist zu berücksichtigen, daß bei der Bilanzberechnung vom nicht gewaschenen Probenmaterial ausgegangen wurde, so daß die tatsächliche Aufnahme bei Verzehr von zubereitetem Gemüse noch unter den von uns errechneten Werten liegen dürfte.

Summary

R. Engst, R. König, G. Beckmann and K. Lauterbach: Studies on the contamination of foods and feeding stuffs from selected areas of the district of Erfurt with lead and cadmium. Part IV. On the burden in vegetables at the vegetable-growing centre in the region of Erfurt

For the purpose of determining the effect of heavy metal emissions of a great town on the lead and cadmium levels of vegetables that are of relevance to food supply, we analyzed 193 samples of vegetables from the important vegetable-growing centre of Erfurt during a 3-year period. With regard to the main wind direction and the infrastructure of the town, the samples were collected at four different areas under vegetable.

Apart from a single exception, the lead and cadmium contents were inferior to the maximum tolerances provided by the regulation concerning the contents of foreign substances in foods, the metal contents of leaf vegetables being higher than those of brassicaceous plants. Vegetable samples from areas with heavier emission burdens showed somewhat higher metal contents. In contrast to this, the cadmium contents did not exhibit such differences. The highest lead and cadmium contents were found in spinach. To elucidate the effect of the washing and blanching techniques used in industrial processing, 23 spinach preserves were analyzed in addition; as expected, the heavy metal contents were reduced by these techniques.

In summary, our investigations evidence that the main vegetables cauliflower, white cabbage, red cabbage, savoy cabbage, as well as lettuce and spinach (grown in the district of Erfurt) contribute but little to total food contamination if we consider the amounts consumed on an average.

Резюме

Р. Энгст, Р. Кёниг, Г. Бекманн и К. Лаутербах: Исследования к загрязнению пищевых и кормовых продуктов избранных районов Эрфуртской области кадмием и свинцом. Сообщ. 4. К нагузке овощных культур в центре выращивания вблизи Эрфурта

С целью установления влияния выброса тяжелых металлов крупного города на статус кадмия и свинца важных для снабжения сортов овощей, в течение трех лет нами изучено 193 пробы овощей из важного центра выращивания города Эрфурта. Пробы взяты с учетом основного направления ветра и инфраструктуры города из 4 различних мест выращивания.

Количества свинца и кадмия, за одным исключением, находились ниже максимально установленных количеств допускаемых посторонных веществ в пищевых продуктах. В листовых овощах при этом по сравнению с видами капусты найдены более высокие количества металлов. В более подверженных выбросом местах в овощных пробах в среднем найдены немного большие количества свинца. Эти различия в отношении кадмия не наблюдаются. Наибольшие количества свинци и кадмия найдены в шпинате. Для выяснения влияния процессов мойки и бланшировки при промышленной переработки дополнительно анализированы 23 пробы шпинатных консерв. Ожидаемое снижение содержания тяжелых металлов подтвердилось.

В общем наши исследования показывают, что выращенные вблизи Эрфурта основные овощные культуры — цветная, белокочанная, краснокочанная, савойская капуста а также салат и шпинат — учитывая среднее количество их потребления, не существенно влияют на общую нагрузку пищи кадмием и свинцом.

Literatur

[1] ZEBS-Bericht 1/1979 (Zentrale Erfassungs- und Bewertungsstelle für Umweltchemikalien des Bundesgesundheitsamtes): Blei, Cadmium und Quecksilber in und auf Lebensmitteln. Dietrich Reimer-Verlag, Berlin 1979.
[2] GBl. der DDR, Sonderdruck-Nr. 1072 vom 15. 12. 1981.
[3] ARFERT, H., und H. HARLOS, Z. ges. Hyg. **23**, 455—458 (1977).
[4] AUERMANN, E., J. JACOBI, R. ETERNACH und H. KÜHN, Nahrung **20**, 509—518 (1976).
[5] AUERMANN, E., und S. BÖRTITZ, Nahrung **21**, 793—797 (1977).
[6] AUERMANN, E., H.-G. DÄSSLER, J. CUMBROWSKI, M. KNEUER, J. JACOBI und H. KÜHN, Nahrung **23**, 875—890 (1979).
[7] BARUDI, W., und H. J. BIELIG, Z. Lebensmittel-Unters. u. -Forsch. **170**, 254—257 (1980).
[8] BEAVINGTON, F., Environm. Pollut. **9**, 211—217 (1975).
[9] BIELIG, H. J., und H. TREPTOW, Ber. Landwirtsch. **55**, 809—816 (1977).
[10] BIELIG, H. J., und H. J. HOFSOMMER, Ind. Obst- u. Gemüseverwert. **65**, 1—7 (1980).

[11] Boccia, A., und U. Del Prete, Igiene Moderna **69**, 10—18 (1976); ref. Nahrung und Ernährung des Menschen, Reihe Lebensmittelwiss. 12/1977, 155.
[12] Collet, P., Qualitas Plantarum, Plant Foods Human. Nutrit. **28**, 187—194 (1978).
[13] Engst, R., K. Lauterbach, G. Beckmann und R. König, Nahrung **23**, 739—747 (1979).
[14] Essing, H.-G., K.-H. Schaller, D. Szadkowski und G. Lehnert, Arch. Hyg. **153**, 490—494 (1969).
[15] Flam, A., und A. Hofstetter, Mitt. Gebiete Lebensmitteluntersuch. u. Hyg. **69**, 505—515 (1978).
[16] Foroughi, M., G. Hoffmann, K. Teicher und F. Venter, Landwirtsch. Forsch., 31./II Sonderheft, 206—215 (1974).
[17] Foroughi, M., F. Venter und K. Teicher, Landwirtsch. Forsch., 36. Sonderheft, 426—437 (1979).
[18] Fuchs, G., J. Haegglund und L. Jorhem, Var Föda **28**, 160—167 (1976); ref. Nahrung und Ernährung des Menschen, Reihe Lebensmittelwiss. 11/1977, 150.
[19] Galvankova, E., S. Polackova und V. Suk, Ceskoslov. Hyg. **24**, 131—135 (1979); ref. Nahrung und Ernährung des Menschen, Reihe Lebensmittelwiss. 10/1979, 344.
[20] Haenel, H., Energie- und Nährstoffgehalt von Lebensmitteln — Lebensmitteltabellen. VEB Verlag Volk und Gesundheit, Berlin 1979.
[21] Hardh, J. E., J. Sci. Agric. Soc. **49**, 209—220 (1977).
[22] Havre, G. N., und B. Underdal, Acta Agric. Scand. **26**, 18—24 (1976).
[23] Hemphill, D. D., C. J. Marienfeld, R. S. Reddy, W. D. Heidlage und J. O. Pierce, J. Assoc. off. analyt. Chemists **56**, 994—998 (1973).
[24] Hertel, W., und Ch. Markard, Gordian **77**, 8—10 (1977).
[25] Jung, J., K. Isermann und G. Henjes, Landwirtsch. Forsch. **32**, 262—274 (1979).
[26] Kampe, W., Landwirtsch. Forsch., 36. Sonderheft, 322—335 (1979).
[27] Kerin, Ž., Qualitas Plantarum Mater. vegetabiles **15**, 372—379 (1968).
[28] Kerin, Ž., Protectio Vitae **87**, 22—24 (1972).
[29] Kloke, A., Nachr.-Bl. Dt. Pflanzenschutzdienst **23**, 164—167 (1971).
[30] Kloke, A., Stickstoff **1981**, 53—61.
[31] Kronemann, H., Cadmium-Symposium, Jena 1977.
[32] Kropf, R., und M. Geldmacher-V. Mallinckrodt, Arch. Hyg. **152**, 218—224 (1968).
[33] Lag, J., und I. H. Elsokkary, Acta Agric. Scand. **28**, 76—80 (1978).
[34] Leh, H. O., Gesunde Pflanzen **18**, 21—24 (1966).
[35] Lehnert, G., G. Stadelmann, K. H. Schaller und D. Szadkowski, Arch. Hyg. **153**, 403—410 (1969).
[36] Mack, D., und R. Schmid, Dt. Lebensmittel-Rdsch. **75**, 309—311 (1979).
[37] Maync, A., Forum Städte-Hygiene **29**, 173—176 (1978).
[38] Maync, A., Ind. Obst- u. Gemüseverwert. **63**, 120—122 (1978).
[39] Michels, S., G. Grössmann und G. Scholl, Staub-Reinhalt. Luft **34**, 23—26 (1974).
[40] Pfeilsticker, K. und Chr. Markard, Z. Lebensmittel-Unters. u. -Forsch. **158**, 129—135 (1975).
[41] Preer, J. R., B. R. Stephens und H. S. Sekhon, Abstr. Papers Amer. Chem. Soc. **178**, 1 (1979); ref. Food Sci. Technol. Abstr. 12,92 (1980); ref. Nahrung und Ernährung des Menschen, Reihe Lebensmittelwiss. 9/1981, 151.
[42] Quinche, J. P., R. Zuber und E. Bovay, Phytopathol. Z. **66**, 259—274 (1969).
[43] Raffke, W., J. Cumbrowski und J. Jacobi, Nahrung **24**, 797—802 (1980).
[44] Schelenz, R., B. Boppel, R. Zacharias und E. Fischer, BFE-Bericht 1979/1, 1—95 (Bundesforschungsanstalt für Ernährung, Karlsruhe).
[45] Schmid, G., A. Rosopulo und H. Weigelt, Landwirtsch. Forsch., 32. Sonderheft, 56—69 (1975).
[46] Thormann, A., Forum Städte-Hygiene **30**, 38—39 (1979).
[47] Treptow, H., und H. J. Bielig, Verbraucherdienst **23**, 163—166 (1978).
[48] Venter, F., Landwirtsch. Forsch., 36. Sonderheft, 336—342 (1979).
[49] Wong, M. H., und F. Y. Tam, J. Environm. Sci. Health, Part A: Environm. Sci. Enging. **13**, 12—22 (1978); ref. Nahrung und Ernährung des Menschen, Reihe Lebensmittelwiss. 10/1979, 131.
[50] Zuber, R., E. Bovay und W. Tschannen, Schweiz. Landwirtsch. Mh. **49**, 249—261 (1971).

Prof. Dr. R. Engst, Zentralinstitut für Ernährung, DDR-1505 Bergholz-Rehbrücke, Arthur-Scheunert-Allee 114—116; Dipl.-Leb.-Chem. R. König, Dipl.-Leb.-Chem. G. Beckmann und Dipl.-Leb.-Chem. K. Lauterbach, Bezirks-Hygiene-Institut, DDR-5020 Erfurt, Juri-Gagarin-Ring 124

Eingegangen 22. 10. 1982

Rezensionen

E. WIELOCH und S. SCHIRMER: **Wie ernähre ich mein Kind? Eine Anleitung für moderne Säuglings- und Kinderernährung.** 5. Aufl. 276 Seiten, 71 Abb., zahlreiche Tab. VEB Fachbuchverlag, Leipzig 1982. Preis: 9,80 M.

10 Jahre nach der Erstauflage haben die Autorinnen ihr Buch für die 5. Auflage neu bearbeitet. Der Gewinn ist beträchtlich. Die ernährungsphysiologischen Grundlagen der Säuglings- und Kleinkindernährung sind dem jüngsten Stand der Kenntnisse entsprechend dargestellt. Eindringlich wird auf die Vorzüge der Muttermilch hingewiesen. Mit vielen Rezepten machen die Autorinnen auf die Möglichkeiten eigener Zubereitung aufmerksam. Die industriellen Erzeugnisse mit dem Warenzeichen „ON-Für's Kind" kommen daneben nicht mehr zu kurz, sondern sind aufgelistet und mit ihren Vorteilen näher beschrieben. Nützlich ist zudem eine für den gebotenen Raum erstaunlich umfangreiche Nährwerttabelle. Stilistischer Einfallsreichtum und viele ungewöhnliche, aber passende Zitate machen das Buch nicht nur dem Ratsuchenden wertvoll, sondern auch dem neugierigen Leser kurzweilig und angenehm.

H.-J. ZUNFT

Biological Mineralization and Demineralization. Report of the Dahlem Workshop in Berlin, October 18—23, 1981. Life Sciences Research Report 23. Herausgegeben von G. H. NANCOLLAS. 415 Seiten, 82 Abb., 15 Tab. Springer-Verlag, Berlin, Heidelberg, New York 1982. Preis: 52,— DM.

Mineralisation und Demineralisation in biologischen Systemen (Mensch und Tier) sind bei einer Reihe normaler (z. B. Knochen- und Zahnbildung) und pathologischer (z. B. Bildung von Gallen-, Nieren- und Speichelsteinen) Vorgänge von entscheidender Bedeutung. In 21 Beiträgen wird im vorliegenden Band zu dieser Problematik ausführlich Stellung genommen.

Einleitend werden in 4 Arbeiten grundlegende Ausführungen statistischer (Debye-Hückel-Theorie elektrolytischer Lösungen), kinetischer und thermodynamischer Art zum Löslichkeitskonzept, zur Kristallbildung sowie zum Kristallwachstum bzw. -zerfall gemacht. Im weiteren wird der derzeitige Kenntnisstand zur Struktur, einschließlich der Struktur der organischen Matrix (Collagen bzw. Proteoglycane), dargelegt und auf Mechanismen der normalen sowie pathologischen Mineralisation bzw. Demineralisation im Knorpel, Knochen und der Zahnsubstanz eingegangen.

In den abschließenden Problemdiskussionen wird auf derzeitig noch offene Fragen verwiesen, die es in Zukunft zu beantworten gilt. Dies sind u. a. Fragen

1. zu Struktur, Eigenschaften und Funktionen der mineralisierten Gewebekomponenten,
2. zu Mechanismen der normalen und pathologischen Mineralisation bzw. Demineralisation.

Durch die gelungene Verbindung von theoretischen Grundlagen und experimentellen Erkenntnissen (auf physikalisch-chemischen sowie biologischem Gebiet) wird dem Leser ein vertiefter Einblick in die oben genannte Thematik verschafft.

E. WALZEL

G. DIETZE und H.-U. HÖRIG: **Fettstoffwechselstörungen — Physiologie, Pathogenese, Epidemiologie, Klinik.** 138 Seiten, 48 Abb., 28 Tab. Springer-Verlag, Berlin, Heidelberg, New York 1982. Preis: 19,80 DM.

Den für die Pathogenese degenerativer Gefäßkrankheiten bedeutsamen Risikofaktor Hyperlipidämie in den Vordergrund rückend, geben die Autoren in der Reihe der Kliniktaschenbücher dem Praktiker eine kurzgefaßte Übersicht in die Hand, die eine schnelle Information über alle Aspekte dieses Problemkreises ermöglicht. Vorangestellt wird eine knappe, aber übersichtliche Darstellung der Physiologie der Lipoproteine, in der die einzelnen Lipoproteine hinsichtlich ihrer chemischen und biochemischen Charakteristik erläutert werden. Ausgehend von der Klassifizierung nach FREDRICKSON, werden die primären und sekundären Hyperlipidämien in ihren laborchemischen Eigenschaften dargestellt und entsprechende Erläuterungen zur Ätiologie und Pathogenese gegeben. Detaillierte Hinweise zur Diagnostik, einschließlich der klinisch-chemischen Nachweise und der Bewertung der Normalwerte, ermöglichen eine schnelle Orientierung in der Praxis. Breiten Raum nimmt in diesem sehr übersichtlich und ansprechend gestalteten Taschenbuch die Therapie der Hyperlipidämien ein, wobei natürliche Maßnahmen wie Reduktionsdiät, körperliche Aktivität und medikamentöse Maßnahmen in ihrer Wirksamkeit eingeschätzt werden. Ein aktuelles Literaturverzeichnis bietet die Möglichkeit zu einer vertiefenden Information über Diagnose und Therapie von Fettstoffwechselstörungen.

L. AUST

Die Nahrung 27, 7, 1983, 645—658

Zentralinstitut für Ernährung in Potsdam-Rehbrücke (Direktor: Prof. Dr. H. SCHMANDKE),
Forschungszentrum für Molekularbiologie und Medizin, Akademie der Wissenschaften der DDR

Zur Anwendung der Methodenkombination KJELDAHL-Aufschluß/BERTHELOT-Reaktion bei der Stickstoffbestimmung in biologischen Materialien
6. Mitt. Die Blockaufschlußtechnik im Halbmikro- und Makromaßstab bei biologischen Feststoffen[1]

R. LANGE, R. FRIEBE und F. LINOW[2]

Es wird ein Verfahren zur Stickstoffbestimmung in festen biologischen Materialien unter Anwendung der Blockaufschlußtechnik für den Halbmikro- und Makromaßstab beschrieben. Für das Verfahren werden die analytischen Kenngrößen (Eichfunktion, optimaler Arbeitsbereich, Blindwert, Nachweisgrenze u. a.) angegeben. Es können Unterschiede bei den Proben in der physikalischen Beschaffenheit, der chemischen Zusammensetzung, den Stickstoffgehalten und den Mengen, die zur Analyse verfügbar sind, berücksichtigt werden. Probleme hinsichtlich der Heterogenität oder Inhomogenität von Probenmaterialien bestehen nicht. Neben den in biologischen Materialien überwiegenden funktionellen Stickstoffgruppen (Amin-, Amid-, Peptid-Gruppe) ist auch heterocyclisch-aromatisch gebundener Stickstoff richtig erfaßbar. Die Standardabweichungen liegen im Halbmikromaßstab bei 1,9 und im Makromaßstab bei 2,6 mg Stickstoff/g Substrat. Die Vergleichbarkeit der Ergebnisse mit denen anderer KJELDAHL-Varianten ist gewährleistet.

Bei der Stickstoffbestimmung in Feststoffen ist eine für den Stickstoffgehalt statistisch repräsentative Probendosierung zu gewährleisten. Gemäß der in der 2. Mitt. [1] beschriebenen Apparatur erfolgt die Feststoffanalyse im Halbmikromaßstab. Hierbei sind wegen der geringen Einwaage inhomogene, d. h. grobkörnige, pastöse oder teigige Substrate, und heterogene, zweiphasige Proben nur nach zeitaufwendiger Homogenisierung hinreichend richtig analysierbar. Als homogen für die Halbmikrobestimmung sind Präparate anzusehen, deren Mahlfeinheit einem Siebdurchgang von 0,42 mm entspricht [2]. Körnungen > 1 mm Siebdurchgang erfordern für reproduzierbare Messungen bereits Makroeinwaagen von mindestens 0,2 g [3]. Bei einer Makrovariante können Substratinhomogenitäten durch entsprechend große Einwaagen zwar ausgeglichen werden, jedoch ist ihre Anwendung für Stickstoffbestimmungen in festen physiologischen Präparaten wegen der begrenzten Probenmengen auszuschließen.

Es ist somit wünschenswert, unter Beibehaltung der bewährten Blockaufschlußtechnik

[1] 5. Mitt. Nahrung 27, 191 (1983).

[2] Es sei an dieser Stelle Fräulein A. ZOBEL für die experimentelle Mitarbeit, den Herren Dr. PROLL, Dr. SCHULTZ und Dr. SCHWENKE, alle Zentralinstitut für Ernährung, für die Unterstützung bei den Vergleichsanalysen gedankt.

ein Verfahren mit variablem Probenmengenbereich zur Stickstoffbestimmung einsetzen zu können. Nachfolgend wird über die Ausarbeitung eines solchen Verfahrens berichtet. Unter Bezug auf spezielle Anwendungen mit teilautomatischen Apparaturen auf Bodenproben und nitrathaltige pflanzliche Materialien [2, 4, 5], auf Pflanzensamen und Futtermittel [6—8], auf Milch und Milchprodukte [9], auf Stuhl- und Urinproben [10] sowie auf Einzelverbindungen und biologische Materialien verschiedener Herkunft [11—14] werden im Vergleich zur beschriebenen Halbmikrovariante [1] weiterhin die Erweiterung in der chemischen Variabilität des Verfahrens und die Reduzierung des Meßfehlers angestrebt.

Material

Über Art, Stickstoffgehalt, physikalische Beschaffenheit und chemische Zusammensetzung der Untersuchungsmaterialien informiert Tab. 1. Homogene Proben mit Stickstoff-

Tabelle 1
Untersuchungsmaterialien

Untersuchungsmaterial	Stickstoffgehalt		physikalische Beschaffenheit, chemische Zusammensetzung
	[mg Stickstoff/g]	[mg Stickstoff/ml]	
Ammoniumsulfat (($(NH_4)_2SO_4$)		0,1—100,0	wäßrige Lösung
Glutaminsäurestandard (Glu)	95	2,0— 40,0	homogenes Pulver; Amin-Stickstoff
Lysindihydrochlorid (Lys-2HCl)	124		homogene Kristalle; Amin-Stickstoff
Asparagin, rein (Asn)	201		homogene Kristalle; Amin-, Amid-Stickstoff
Harnstoff (Harnst)		2,0— 40,0	wäßrige Lösung; Amid-Stickstoff
Nicotinsäureamidstandard (Nsa)	229	2,0— 40,0	homogenes Pulver; Amid-, heterocyclisch-aromatisch gebundener Stickstoff
Caseinstandard I (Cas-I)	138		homogenes Pulver; Glutaminsäure 20,8 %, Prolin 11,7 %, Leucin 9,9 %
Caseinstandard II (Cas-II)	127		homogenes Pulver
Ackerbohnenprotein (ABP)	143		inhomogenes Substrat; Glutaminsäure 17,3 %, Asparaginsäure 12,9 %, Arginin 10,2 %
Ackerbohnenproteinhydrolysat (ABPH-I)	131		homogenes, wasserlösliches Pulver
Ackerbohnenproteinhydrolysat (ABPH-II)	125		homogenes, wasserlösliches Pulver
Wurzener Kekskomprimat (WKK)	32		inhomogenes Substrat
Vitalkleber (ViKl)	128		homogenes Pulver; 15—18 % Kohlenhydrate
Sonnenblumenprotein aus Exschrot (SBP)	55		inhomogenes Substrat; 15—20 % Ölanteile, Glutaminsäure 24,1 %, Asparaginsäure 10,2 %
Sprühvollmilch (SpVM)	44		homogenes, sprühgetrocknetes Pulver
Rattenzellenhomogenat (RZH-I)	91		heterogenes Substrat, 10—15 % Körperfett
Rattenzellenhomogenat (RZH-II)	62		inhomogenes, trockenes Substrat

gehalten von 1 bis 20% (ca. 6 bis 100% Protein) werden bei Einwaagen von 20 bis 150 mg im Halbmikromaßstab analysiert. Inhomogene und heterogene Feststoffe mit Stickstoffgehalten zwischen 2 und 30% (ca. 10 bis 100% Protein) werden gemäß Einwaagen zwischen 300 und 1000 mg im Makromaßstab bestimmt. Zur Eichung der Stickstoffbestimmung finden 11 Ammoniumsulfat-Eichlösungen [$(NH_4)_2SO_4$] Anwendung. Die Eichlösungen für die Halbmikrobestimmung enthalten 100, 200, 300, 400, 500, 800, 1000, 2000, 3000, 4000, 5000 µg Stickstoff/ml. Bei der Makrovariante betragen ihre Gehalte 4,0, 6,0, 8,0, 10,0, 12,0, 14,0, 20,0, 40,0, 60,0, 80,0, 100,0 mg Stickstoff/ml.

Die Kontrolle der Stickstoffbestimmung erfolgt anhand der Standardproben Glutaminsäure (Glu), Nicotinsäureamid (Nsa), Casein (Cas). Eichlösungen (1 ml) und Standardproben werden gleichzeitig mit den Analysenproben aufgeschlossen und auf den Stickstoffgehalt hin analysiert.

Methodik

Aufschluß

Aufbau und Funktion der Aufschlußeinheit sind bereits beschrieben [1]. Zum Aufschluß werden Reagenzgläser mit Normschliff 14,5 in den Größen 30 × 200 mm eingesetzt (75 ml Fassungsvermögen). Unterhalb des Normschliffes sind an der Glaswandung drei Nippel angebracht worden, damit die Gläser in den Aufschlußblock einhängbar sind.

Für die Halbmikrobestimmung werden zur Probe jeweils 3,5 ml Schwefelsäure (konz.), 2,60 g Salz-Katalysator-Mischung sowie unmittelbar vor dem Aufschluß 0,5 ml 30- bis 35%iges Wasserstoffperoxid hinzugegeben. Beim Makroaufschluß werden je Probe 10 ml Schwefelsäure (konz.), 7,45 g Salz-Katalysator-Mischung und 5 ml Wasserstoffperoxid eingesetzt. Die Salz-Katalysator-Mischung besteht aus 65 g Quecksilber(II)-chlorid und 1000 g Kaliumsulfat. Der Aufschluß der Proben erfolgt temperaturgeregelt in zwei Phasen. Der Voraufschluß des Substrates mit Wasserstoffperoxid beginnt bei Eintauchtiefen der Reagenzgläser von etwa 25% ihrer Länge in den Heizblock und bei ca. 150 °C. Nach Rückgang der zunächst heftigen Reaktion wird die Heizblocktemperatur auf 250 °C erhöht. Der Voraufschluß, verbunden mit der Konzentrierung der Aufschlußmischung durch Vertreibung des entstehenden Wassers, ist nach $1^1/_2$ h abgeschlossen. Die quantitative Mineralisation (Hochtemperaturaufschluß) der Proben wird bei einer Temperatur von 395 °C durchgeführt. Die Aufschlußgläser sind bis zum Normschliffansatz vollständig in den Heizblock eingetaucht. Zur Klärung der Aufschlußlösung einschließlich Nachkochen werden 180 min benötigt.

Die aufgeschlossenen KJELDAHL-Proben werden, bevor sie durch Auskristallisieren von Kaliumsulfat/Kaliumhydrogensulfat fest werden, auf 25 ml (Halbmikrovariante) bzw. 500 ml (Makroaufschluß) mit destilliertem Wasser aufgefüllt.

Ammoniumbestimmung

Sie erfolgt in den verdünnten KJELDAHL-Lösungen mittels des beschriebenen Durchflußanalysators [1] unter Verwendung der optimierten Variante 3 mit 1,55%igem Phenol- (15,54 g Phenol/l, 45 mg Nitroprussidnatrium/l) und 2,04%igem Chloramin-T-Reagenz

(20,36 g Chloramin T/1, 136,1 g Kaliumdihydrogenphosphat/l, 115,0 g Kaliumhydroxid/l). Die Temperatur des Reaktionsthermostaten beträgt 80 °C [15].

Experimente zur Methode

Zur Kontrolle der Einhaltung der Aufschlußbedingungen werden die Temperaturen im Aufschlußgemisch bei definierten Heizblocktemperaturen in 12 Aufschlußgläsern ermittelt. Nach Ablauf des Aufschlußprogramms werden die Restsäuregehalte in weiteren 12 Reagenzgläsern mittels Titration mit 1 M Kalilauge gegen Methylorange bestimmt. Auf mögliche Fehler in einzelnen Verfahrensschritten wird geprüft, indem die Stickstoffgehalte in den KJELDAHL-Proben einerseits auf dem Durchflußanalysator, andererseits nach Destillation mittels KONRAD-Apparatur titrimetrisch bestimmt und mit den theoretischen Stickstoffgehalten der Proben verglichen werden.

Zur Festlegung der Arbeitsvorschrift für den Aufschluß sind die Wasserstoffperoxidmengen zwischen 0,25 ml und 12 ml und die Katalysatormengen zwischen 50 mg und 1 g variiert sowie Heizblocktemperaturen von 360 bis 410 °C und Aufschlußzeiten zwischen 30 min und 5 h getestet worden.

Zur Erfassung der analytischen Kenngrößen der Stickstoffbestimmung werden mittels Regression aus den Extinktions (E)-/Konzentrationswertepaaren (μ) der 11 Eichlösungen die Funktion $E = a_1 + b_1\mu$ und aus den Stickstoffwerten (y) der Eichlösungen 1 bis 6 und ihren theoretischen Stickstoffgehalten (μ) die Gleichung $y = a_2 + b_2\mu$ berechnet. Aus den Koeffizienten a, b und ihren Standardabweichungen sowie den Meßwerten der Untersuchungsmaterialien werden die analytischen Kenngrößen abgeleitet [16].

Zum Vergleich der ausgearbeiteten Halbmikro- bzw. Makrovarianten werden die bisherige Routinevariante [1], eine Halbmikrovariante nach KONRAD [17], eine Halbmikrovariante mit Kupfersulfatkatalysator und eine Makrovariante mit Selenreaktionsgemisch-Katalysator herangezogen.

Ergebnisse und Diskussion

Kontrollen zur Methode

Abb. 1 zeigt die Beziehung zwischen Heizblock- und Aufschlußgemischtemperatur. Bei der Halbmikro- und Makrovariante sind beliebige Aufschlußgemischtemperaturen über die jeweiligen Heizblocktemperaturen einstellbar. Abweichungen liegen im Rahmen des experimentellen Fehlers. Bei der Routinevariante treten mit zunehmenden Heizblocktemperaturen größere Differenzen zu den Aufschlußgemischtemperaturen auf. Es werden Aufschlußgemischtemperaturen von maximal 345 bis 350 °C erreicht. Das Nichterreichen von 360 °C ist Ursache dafür, daß im Routinebetrieb [1] Verbindungen mit heterocyclisch-aromatisch gebundenem Stickstoff nicht erfaßbar sind [7, 12].

Tab. 2 veranschaulicht die Säurebilanz beim Aufschluß. Die Anwendung von 16,5 bis 18,3 g Schwefelsäure bei Salz-Säure-Verhältnissen zwischen 0,5 und 1,0 g/ml hat sich zur Veraschung von 1 g Substrat als ausreichend erwiesen [11, 12]. Unter Beachtung der Maßstäbe entsprechen die Einsatzmengen an Schwefelsäure bei den Varianten in Tab. 2 diesen Angaben.

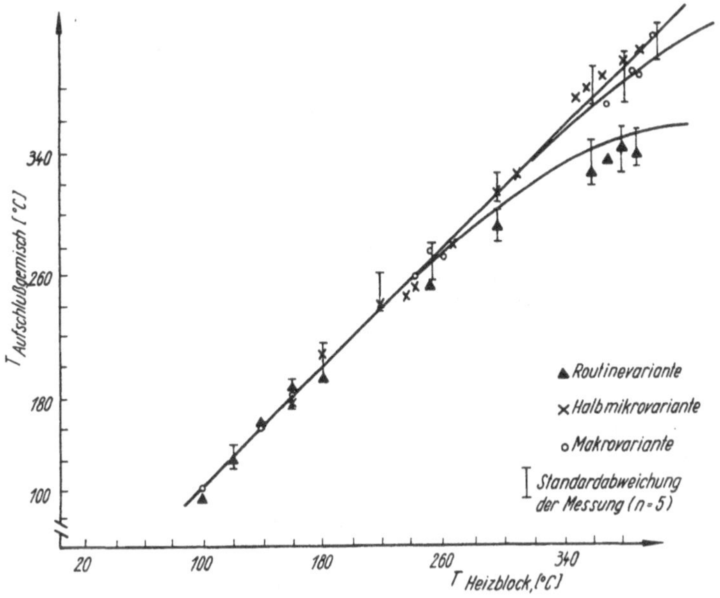

Abb. 1.
Beziehung zwischen Heizblock- und Aufschlußgemischtemperatur

Tabelle 2
Säurebilanz beim Aufschluß

	Routine-variante	Halbmikro-variante	Makro-variante
Einsatzmenge an Schwefelsäure [g] zum Aufschluß von	2,25	6,40	18,30
maximal (mg) Substrat	(45)	(150)	(1000)
Schwefelsäuresiedeverlust [g]	0,26	0,62	1,03
durchschnittliche Restmenge Schwefelsäure nach dem Aufschluß* [g],	1,99	5,78	17,27
davon erforderliche Schwefelsäuremenge zur Einhaltung der Siedetemperatur [g]**			
a) 350 °C, 0,45 g Natriumsulfat	1,50		
b) 395 °C, 2,5 bzw. 7,0 g Kaliumsulfat		3,80	10,63
zur Veraschung verfügbare Schwefelsäuremenge [g]	0,49	1,98	6,64

* titrimetrisch bestimmt (siehe Experimente zur Methode)
** kalkuliert nach Angaben BRADSTREETS [18]

$$\left.\begin{array}{l} \text{a)}\ T_s^{Na_2SO_4} = 314\ °C + 68\ °C\,\frac{ml}{g}\,Q \\ \text{b)}\ T_s^{K_2SO_4} = 307\ °C + 73\ °C\,\frac{ml}{g}\,Q \end{array}\right\}\ Q = \frac{g\ Salz}{ml\ H_2SO_4}$$

Die Schwefelsäure verteilt sich auf die Restmenge nach dem Aufschluß und auf den Siedeverlust. Bezogen auf die Einsatzmenge an Schwefelsäure, ist der Siedeverlust bei der Routinevariante nach 3std. Aufschluß am höchsten. Der überwiegende Teil der Restsäuremenge ist notwendig zur Einhaltung der Siedetemperatur (vgl. Anmerkung 2, Tab. 2).

Zur Veraschung verbleiben zwischen 0,5 und 6,7 g Schwefelsäure. Sie sind unter Beachtung des Analysenmaßstabes, des Einsatzes von Wasserstoffperoxid bei der Halbmikro- bzw. Makrovariante und eines stöchiometrischen Verbrauchs von ca. 10 g Schwefelsäure/g Substrat [3] zur quantitativen Mineralisation ausreichend.

Weiterhin erfolgt die Bildung von Hydrogensulfat aus dem Salz der Aufschlußmischung und der Schwefelsäure. Wegen der Reversibilität dieser Reaktion ist die Säure jedoch sowohl zur Einhaltung der Siedetemperatur als auch zur Veraschung verfügbar und deshalb bei der Säurebilanz nicht ausgewiesen.

In Abb. 2 ist das Versuchsprogramm zur Prüfung auf mögliche Aufschluß- und Detektionsfehler dargestellt. Als Untersuchungssubstanzen sind Ammoniumsulfat und Casein eingesetzt worden. Die titrimetrische und die automatische Ammoniumbestimmung nach Halbmikroaufschluß liefern übereinstimmende Werte. Fehler bei der automatischen Ammoniumbestimmung sind somit auszuschließen. Die Stickstoffwiederfindungsraten im Ammoniumsulfat und im Casein stimmen mit den theoretischen Gehalten überein. Zwischen den Meßwerten, die nach Halbmikroaufschluß bzw. Variante nach KONRAD [17] erhalten worden sind, können Unterschiede nicht nachgewiesen werden. Hieraus läßt sich ableiten, daß im Halbmikroaufschluß und wegen des Vorliegens analoger Bedingungen (vgl. Abb. 1 und Tab. 2) im Makroaufschluß Stickstoffverluste nicht auftreten.

Festlegung der Aufschlußvorschrift

Die Ergebnisse von entsprechenden Untersuchungen sind in den Abb. 3 und 4 dargestellt. Abb. 3 zeigt für Glutaminsäure, Casein und Nicotinsäureamid die Abhängigkeit der Stickstoffwerte von den Wasserstoffperoxid- und den Katalysatormengen beim Halbmikro- und Makroaufschluß. Der durchschnittliche Meßfehler des verwendeten Faktorprogramms wird durch die Stickstoffwiederfindung (W) in Ammoniumsulfat charakterisiert. Unter Beachtung des Meßfehlers ist für Glutaminsäure und Casein festzuhalten, daß weder Veränderungen der Katalysatorzugabe noch Variationen der Wasserstoffperoxidmenge Einfluß auf die Stickstoffwerte haben. Unter den gewählten Versuchsbedingungen werden für Glutaminsäure richtige, für Casein etwas zu hohe Stickstoffgehalte ermittelt. Für Nicotinsäureamid wird ausgewiesen, daß die Mehrzahl der Versuchskombinationen zu Stickstoffwerten führt, die unter dem theoretischen Gehalt liegen. Die Wahl der Wasserstoffperoxidmenge hat keinen wesentlichen Einfluß auf die Höhe der Stickstoffwerte. Zunehmender Katalysatorgehalt im Aufschlußgemisch erbringt dagegen eine Annäherung der Stickstoffwerte an den theoretischen Gehalt.

In Abb. 4 ist für Glutaminsäure, Casein und Nicotinsäureamid die Abhängigkeit der Stickstoffwerte vom Temperatur- und Aufschlußzeitprogramm beim Halbmikro- und Makroaufschluß dargestellt. Wie bei Abb. 3 veranschaulicht auch hier die Stickstoffwiederfindung in Ammoniumsulfat den Meßfehler. Oberhalb 360 °C und 0,5 h Aufschlußzeit werden bei allen Versuchskombinationen in Glutaminsäure bzw. Casein Stickstoffwerte gefunden, die den theoretischen Gehalten entsprechen. Somit ist die Aufschlußtemperatur- und -zeitwahl für die Stickstoffbestimmung in Glutaminsäure und Casein unkritisch.

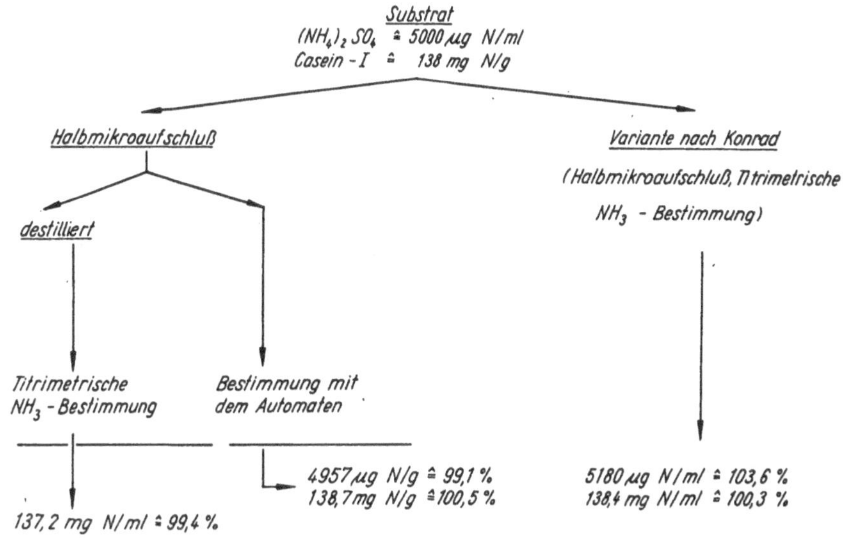

Abb. 2.
Versuchsprogramm zur Prüfung auf mögliche Aufschluß- und Detektionsfehler

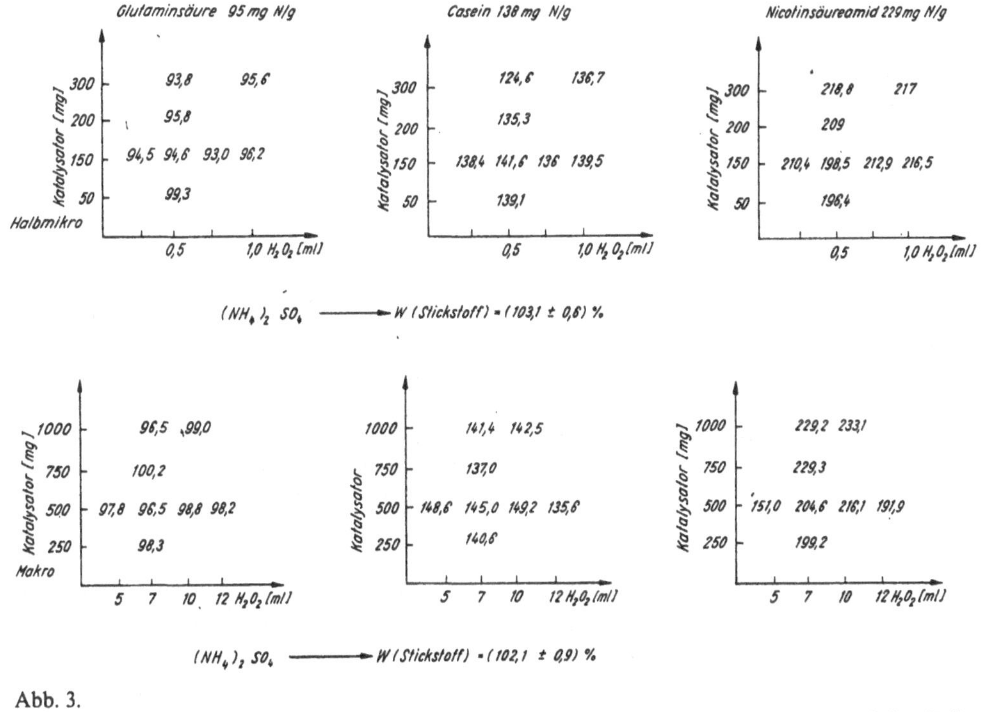

Abb. 3.
Abhängigkeit der Stickstoffmeßwerte von den Wasserstoffperoxid- und Katalysatormengen beim Halbmikro- und Makroaufschluß. $T = 390\ °C$; $t_{ges.} = 90$ min

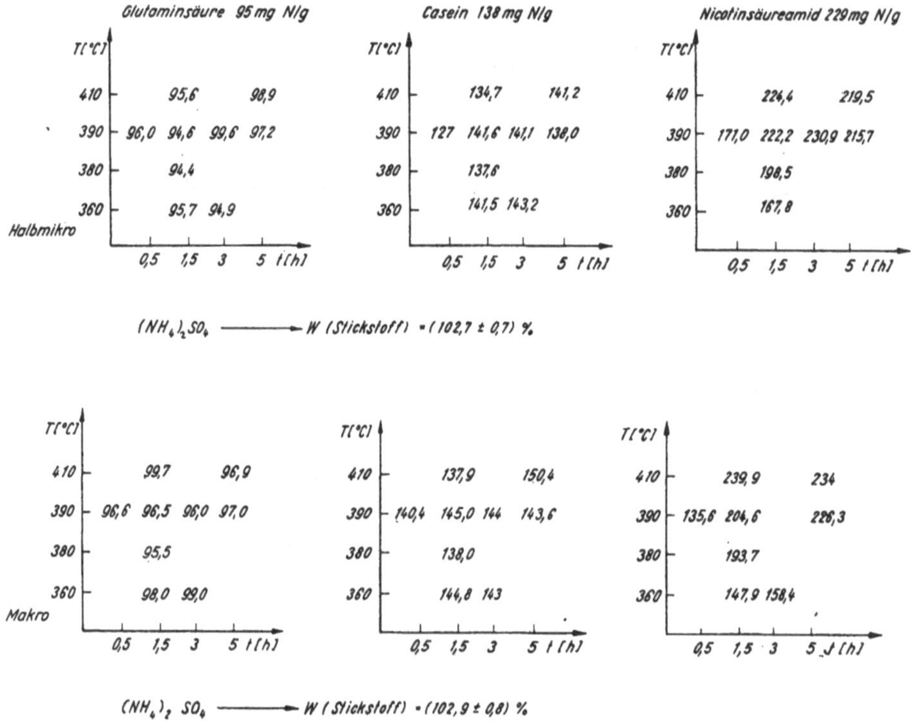

Abb. 4.
Abhängigkeit der Stickstoffmeßwerte von der Temperatur und der Aufschlußzeit beim Halbmikro- und Makroaufschluß. H_2O_2 = 0,5 bzw. 5 ml; Katalysator ($HgCl_2$) = 150 bzw. 500 mg

Beim Nicotinsäureamid existiert ein Bereich in den Koordinaten 360 °C/0,5 h zu 410 °C/0,5 h und 360 °C/7 h, in dem Temperatur und Zeit zu gering sind, um eine richtige Stickstoffbestimmung zu ermöglichen. Darüber hinaus führen Temperaturerhöhungen und Aufschlußzeitverlängerungen zur Zunahme der Stickstoffwerte, bis schließlich eine Übereinstimmung mit den theoretischen Gehalten erreicht wird.

Aus den vorstehend diskutierten Ergebnissen werden für den Halbmikro- bzw. den Makroaufschluß Wasserstoffperoxidzugaben von 0,5 bzw. 5 ml und Katalysatormengen von 160 bzw. 450 mg abgeleitet. Aufschlußtemperatur und Zeit werden zu 395 °C und 3 h festgelegt. Dabei ist insbesondere berücksichtigt worden, daß die Wasserstoffperoxidzugabe wegen des Fassungsvermögens der Aufschlußgläser und der Katalysatorgehalt wegen der beträchtlichen Toxizität von $HgCl_2$ auf ein notwendiges Minimum begrenzt bleiben. Die Anwendung höherer Aufschlußtemperaturen zur Verkürzung der Aufschlußzeit oder geringerer Aufschlußtemperaturen, verbunden mit längeren Aufschlußzeiten, werden ausgeschlossen. Bei höheren Aufschlußtemperaturen tritt schneller Verschleiß der Aufschlußgläser durch Verätzung ein; längere Aufschlußzeiten sind für den Routinebetrieb unzweckmäßig.

Analytische Kenngrößen der Stickstoffbestimmung

Über die analytischen Kenngrößen der Stickstoffbestimmung mit Ausnahme von Richtigkeit und Reproduzierbarkeit informiert Tab. 3. Die Lagekoeffizienten a_1 der Eichfunktionen und ihre Standardabweichungen sind unabhängig von der gewählten Variante sehr

Tabelle 3
Ausgewählte analytische Kenngrößen der Stickstoffbestimmung

Analytische Kenngröße	Halbmikrovariante	Makrovariante
mittlere Eichfunktion		
$E = a + b\mu$		
$a_1 \pm S_a$	0,0088 ± 0,0090	0,0151 ± 0,0138
$b_1 \pm S_b$	0,000245 ± 0,000004	0,000010 ± 0,000001*
$n = 11 \rightarrow FG = 9$		
kleinster meßbarer Extinktionswert E_{min}	0,034	0,054
kleinster nachweisbarer Konzentrationswert y_{min} (μg Stickstoff/Einwaage)	36,38	3892
optimaler Arbeitsbereich** $y_u - y_o$ (mg Stickstoff/Einwaage)	0,457 — 5,270	18,490 — 128,490
$n = 6 \rightarrow FG = 4$		
Blindwert ($a_2 \pm S_a$) (μg Stickstoff/Einwaage)	6,86 ± 7,92	1400 ± 873
Nachweisgrenze ($a_2 \pm t$ (99 %, 4) S_{a2} (μg Stickstoff/Einwaage)	36,56	3932

* aufgerundeter Wert; in die Rechnungen geht S_b mit Null ein
** begründet auf den Minimalfehlerbereich der Extinktionsmessung zwischen

$$0{,}2 < E < 1{,}3 \text{ gilt: } y_u = \frac{0{,}2 - a_1}{b_1},\ y_o = \frac{1{,}3 - a_1}{b_1}$$

klein. Der F-Test zeigt, daß die Eichfunktionen nach $E = B'\mu$ ausgeglichen werden können. Die Größe von a_1 ist somit zufällig von Null verschieden und auf den Fehler der Extinktionsmessung zurückzuführen. Die Regressionskoeffizienten b_1 und ihre Standardabweichungen charakterisieren die Empfindlichkeit der Stickstoffbestimmung. Die Halbmikrovariante ist ca. 24mal empfindlicher als die Makrovariante. Dies steht erwartungsgemäß in indirekter Korrelation mit dem Konzentrationsverhältnis von 1:20 der Eichproben.

Für den kleinsten meßbaren Extinktionswert ist bei der Makrovariante ein fast doppelt so großer Wert wie bei der Halbmikrovariante ausgewiesen. Die zahlenmäßigen Unterschiede sind jedoch entsprechend den Differenzen ihrer Ausgangsgrößen a_1 und S_a als zufällig anzusehen.
Gemäß kleinster nachweisbarer Konzentrationswerte sind mit der Halbmikrovariante um den Faktor 100 geringere Stickstoffmengen erfaßbar als bei der Makrovariante.

Die optimalen Arbeitsbereiche entsprechen den Bereichen, die durch den Stickstoffgehalt der Eichlösungen gegeben sind. Sie lassen die vollständige Ausnutzung des Eichbereiches bei der Halbmikro- wie auch bei der Makrovariante zu.

Stickstoffkonzentrationen in den Größenordnungen von 7,00 bzw. 1400 μg Stickstoff je Einwaage sind als Blindwerte aufzufassen. Sie sind bedingt durch die verwendeten Chemika-

Tabelle 4
Richtigkeit und Reproduzierbarkeit der Stickstoffbestimmung mittels Halbmikrovariante

Probenmaterial	Stickstoffgehalt (μ)	Stickstoffwert und Standardabweichung	t-Wert	Standard-abweichung [%]
$(NH_4)_2SO_4$	2,0 mg N/ml	(1,97 ± 0,026) mg N/ml	2,31	1,3
Glu	2,0 mg N/ml	(2,04 ± 0,021) mg N/ml	3,81	1,1
Nsa	2,0 mg N/ml	(2,01 ± 0,022) mg N/ml	0,91	1,1
Lys-2HCl	124 mg N/g	(121,7 ± 1,17) mg N/g	3,93	1,0
Harnst.	2,0 mg N/ml	(1,91 ± 0,035) mg N/ml	5,14	1,8
Cas-I	137 mg N/g	(137,3 ± 1,01) mg N/g	0,59	0,7
ABPH-I	131 mg N/g	(127,1 ± 1,82) mg N/g	4,29	1,4
ABPH-II	125 mg N/g	(123,5 ± 1,85) mg N/g	1,62	1,5
ViKl	128 mg N/g	(126,4 ± 1,03) mg N/g	3,11	0,8
SpVM	44 mg N/g	(42,2 ± 2,35) mg N/g	1,53	5,1

Tabelle 5
Richtigkeit und Reproduzierbarkeit der Stickstoffbestimmung mittels Makrovariante

Probenmaterial	Stickstoffgehalt (μ)	Stickstoffwert und Standardabweichung	t-Wert	Standard-abweichung [%]
$(NH_4)_2SO_4$	40,0 mg N/ml	(40,96 ± 0,744) mg N/ml	2,58	1,8
Glu	95,0 mg N/g	(96,5 ± 1,15) mg N/g	2,60	1,2
Nsa	40,0 mg N/ml	(41,06 ± 0,584) mg N/ml	3,63	1,4
Asn	201,0 mg N/g	(192,5 ± 2,47) mg N/g	6,88	1,3
Harnst.	40,0 mg N/ml	(36,84 ± 1,336) mg N/ml	4,73	3,6
Cas-I	137,0 mg N/g	(137,1 ± 1,31) mg N/g	0,15	1,0
ABP	143,0 mg N/g	(141,0 ± 1,49) mg N/g	2,68	1,1
WKK	32,0 mg N/g	(32,6 ± 0,45) mg N/g	2,66	1,4
SBP	55,0 mg N/g	(58,7 ± 1,40) mg N/g	5,28	2,4
SpVM	44,0 mg N/g	(44,6 ± 0,93) mg N/g	1,30	2,1

lien und Lösungsmittel. Die Nachweisgrenze ist durch das photometrische Meßverfahren festgelegt. Störende Einflüsse des Aufschlußverfahrens auf die Nachweisgrenze sind demnach auszuschließen.

Über die Richtigkeit und Reproduzierbarkeit der Stickstoffbestimmung mittels Halbmikro- bzw. Makrovariante unterrichten Tab. 4 und 5. Alle Stickstoffwerte sind Mittelwerte aus vier Parallelanalysen. Der t-Wert-Vergleich mit den Integralgrenzen der t-Verteilung ($P = 99\%$; FG = 3) zeigt, daß bei der Makrovariante bei Asparagin (Asn) (Tab. 5) eine signifikante Differenz zwischen Stickstoffgehalt (μ) und Meßwert vorliegt, wohingegen bei allen übrigen Präparaten unabhängig vom Analysenmaßstab (Tab. 4 und 5) nichtsignifikante Differenzen bestehen.

Die Standardabweichungen liegen bei der Halbmikrovariante zwischen 0,7 und 1,8% des Stickstoffwertes (Ausnahme Sprühvollmilch — SpVM), bei der Makrovariante zwischen 1,0 und 3,6%. Dies ist für die quantitativen Untersuchungen akzeptabel. Die relativ hohe Standardabweichung von 5,1% bei Sprühvollmilch (SpVM) ist probenspezifisch und nicht als Mangel der Halbmikrovariante anzusehen. Auch ist ein Einfluß der physikalischen Beschaffenheit (Körnung, Heterogenität) auf die Stickstoffbestimmung im Makromaßstab nicht nachweisbar.

Unter Beachtung von *t*-Wert und Standardabweichung wird Ammoniumsulfat ($(NH_4)_2SO_4$) vollständig und reproduzierbar erfaßt. Störungen bzw. unrichtige Stickstoffwerte, verursacht durch die Eichung oder durch ammoniumhaltige anorganische Salzanteile in biologischen Materialien, sind somit auszuschließen.

Vergleich mit anderen KJELDAHL-*Varianten*

Über die Stickstoffmittelwerte und Standardabweichungen von 8 Testsubstanzen bei 6 KJELDAHL-Varianten gibt Tab. 6 Auskunft. Der Vergleich der Standardabweichungen der 6 Varianten mittels BARTLETT-Test [16] erbringt keine signifikanten Unterschiede. Die einzelnen Werte sind somit nur zufallsbedingt verschieden. Der Fehler ist bei allen 6 Varianten etwa gleich groß und mit 1 bis 3 mg Stickstoff/g Substanz anzusetzen. Auch der Vergleich der Stickstoffmittelwerte durch Varianzanalyse mit multiplem *t*-Test bei Irrtumswahrscheinlichkeiten von 1 bzw. 5% weist keine signifikant unterschiedlichen Ergebnisse zwischen den Varianten aus. Eine gute Übereinstimmung der Meßwerte bestätigt ebenso die Korrelationsanalyse mit Korrelationskoeffizienten von $\Gamma > 0{,}99$. Damit ist nachgewiesen, daß die Stickstoffbestimmung nach allen 6 Varianten mit guter Richtigkeit und Reproduzierbarkeit durchführbar ist. Darüber hinaus ist aus Tab. 6 abzuleiten, daß in der Tendenz die Stickstoffwerte der Variante 1 etwas unterhalb, die der Variante 4 minimal oberhalb derjenigen liegen, die nach den anderen Varianten erhalten werden.

Weiterhin ist auffällig, daß zwischen den Varianten bei einigen Probenwerten größere Differenzen bestehen. Mittels des *t*-Tests ist nachzuweisen, daß die Vitalkleber (ViKl)- und Rattenzellenhomogenat (RZH-I)-Stickstoffwerte nach Variante 1, der Stickstoffgehalt des Caseins (Cas-II) nach Variante 2 und der Sonnenblumenprotein(SBP)-Wert nach Variante 6 zu gering, jedoch der Stickstoffwert des Caseins (Cas-II) nach Variante 5 zu hoch liegen. Unter Berücksichtigung der Anzahl von nur drei Parallelbestimmungen und der Korrelation zwischen den Verfahren ergibt sich die Möglichkeit, unter Hinzunahme weiterer Wiederholungsmessungen die Meßwerte aneinander anzunähern. Hinsichtlich Variante 1 bekräftigt der vorgenommene Vergleich Erfahrungen aus dem Routinebetrieb [1]. Da tendenziell etwas geringere Stickstoffwerte, relativ geringe Reproduzierbarkeiten und eine Nichteignung für einzelne Substrate bestehen, ist deren Ersatz durch die Halbmikro- und Makrovariante anzustreben.

Erprobung der ausgearbeiteten Varianten

Zur Erprobung der ausgearbeiteten Halbmikro- und Makrovarianten sind unter routinemäßigen Bedingungen ca. 1500 Einzelanalysen an Feststoffen verschiedener Herkunft durchgeführt worden. Der Aufschluß verlief bei der überwiegenden Mehrzahl der Proben ohne Schwierigkeiten. Nur in wenigen Einzelfällen traten Probleme auf, die im Zusammenhang mit typischen Begleiterscheinungen des KJELDAHL-Aufschlusses, wie Spritzen, Schäumen und Verkohlen der Proben sowie Schwerlöslichkeit des hochviskosen Aufschlußrückstandes, stehen. Die Probleme ließen sich durch individuelle Probenbehandlung lösen. In Fällen des Verspritzens von Probenpartikeln sind die Eintauchtiefen der Reagenzgläser in den Heizblock kurzfristig verringert worden, so daß infolge verminderter Wärmezuführung das Abdampfen des Wassers verzögert wird. Zu schäumenden Aufschlüssen sind so lange portionsweise jeweils 0,2 ml Wasserstoffperoxid zugesetzt worden, bis die Schaumbildung ausblieb. Weniger wirksam erwiesen sich empfohlene prophylaktische Maßnahmen

Tabelle 6
Stickstoffmittelwerte und Standardabweichungen von 8 Testsubstanzen bei verschiedenen KJELDAHL-Varianten*

Testsubstrat	Stickstoffmittelwert [mg N/g] ± Standardabweichung [mg N/g]** 1	2	3	4	5	6
Cas-II	129,4 ± 0,61	126,6 ± 1,07	128,8 ± 0,27	134,8 ± 0,87	136,1 ± 0,07	132,4 ± 0,64
WKK	32,4 ± 1,30	32,0 ± 0,46	31,9 ± 0,88	31,4 ± 0,27	31,1 ± 1,13	30,6 ± 0,06
ViKl	119,0 ± 0,59	123,7 ± 0,68	127,1 ± 1,39	130,5 ± 1,42	130,2 ± 1,01	124,1 ± 0,58
SpVM	42,9 ± 2,11	42,5 ± 0,20	40,2 ± 0,33	42,5 ± 0,13	42,6 ± 0,15	41,2 ± 0,40
ABP	138,5 ± 3,34	139,8 ± 0,93	139,0 ± 2,33	142,5 ± 1,04	141,7 ± 0,15	137,8 ± 0,33
SBP	48,2 ± 1,26	54,3 ± 1,94	54,4 ± 2,54	51,8 ± 0,24	49,5 ± 0,91	45,8 ± 0,94
RZH-I	83,9 ± 0,62	92,9 ± 1,16	89,4 ± 1,07	92,4 ± 0,15	92,9 ± 2,66	88,3 ± 0,56
RZH-II	58,7 ± 1,23	62,6 ± 1,26	63,5 ± 1,50	62,5 ± 0,12	62,6 ± 0,17	58,8 ± 0,15
Standardabweichung der Methode ($n = 24$)	2,84	1,88	2,61	1,23	1,97	0,92

* 1: Routinevariante nach LANGE u. a. [1]
2: ausgearbeitete Halbmikrovariante
3: ausgearbeitete Makrovariante
4: Halbmikrovariante nach KONRAD [17]
5: Kupfersulfat-Halbmikrovariante
6: Selenreaktionsgemisch-Makrovariante

** Dreifachbestimmung, $n = 3$

zur Schaumunterdrückung, wie geringe Einwaagen [12] oder Einsatz von Schaumbremsern [5, 13]. Am Schliffrand der Aufschlußgläser gelegentlich anhaftende Kohlepartikel sind mit destilliertem Wasser in das Reaktionsgemisch eingespült und nachaufgeschlossen worden [12]. Auskristallisiertes Salz kann durch kurzzeitiges Erhitzen der KJELDAHL-Probe wieder in Lösung gebracht werden. Ein Aufkochen der verdünnten Probe zur Lösung des Salzes führt dagegen in Einzelfällen zu undefinierten Wasserverlusten, was die Reproduzierbarkeit beeinträchtigt.

Die statistische Analyse und die routinemäßige Erprobung bestätigen, daß mit den erarbeiteten Halbmikro- und Makrovarianten die in biologischen Materialien überwiegenden funktionellen Stickstoffgruppen (Amin-, Amid-, Peptid-Gruppen, Einschränkung bei Substraten mit hohen Asparagin-Anteilen), aber auch heterocyclische Stickstoffgruppierungen erfaßt werden können. Einflüsse der physikalischen Beschaffenheit von Probenmaterialien auf die Stickstoffbestimmung und unterschiedliche Substratmengen, die zur Analyse verfügbar sind, können durch die Wahl zwischen Halbmikro- und Makromaßstab ausgeglichen bzw. berücksichtigt werden. Der Eichbereich des Verfahrens gestattet, Stickstoffgehalte zwischen 1 und 30% im Substrat zu erfassen. Der Arbeitsaufwand bei der Halbmikrovariante ist im Vergleich zur Makrovariante geringer. Hierzu trägt nicht unwesentlich der Schritt der Probenverdünnung vom Halbmikro- bzw. Makroaufschluß auf das Mikrobestimmungsverfahren bei. Der Halbmikroaufschluß sollte deshalb als Hauptvariante im Routinebetrieb angewendet werden. Der Makroaufschluß kann als Zusatzvariante auf die Analyse ausschließlich heterogener bzw. inhomogener Probenmaterialien begrenzt bleiben.

Summary

R. LANGE, R. FRIEBE and F. LINOW: On the use of the Kjeldahl wet digestion/Berthelot reaction combined method for determining nitrogen in biological materials. Part VI. The block digestion technique on the semimicro and the macro level as applied to biological solids

The authors describe a method for determining nitrogen in biological solids using the block digestion technique on the semimicro and the macro level. The analytical parameters (calibration function, optimum working range, blank reading, limit of detection, and others) of the procedure are reported. Differences between samples in physical properties, chemical composition, nitrogen content and amounts available for analysis can be considered. There are no problems as to heterogeneity or inhomogeneity of sample materials. Apart from functional nitrogen groups (amino, amide or peptide groups) that prevail in biological materials, nitrogen bound by heterocyclic or aromatic linkage can be determined accurately. The standard deviations are: 1.9 mg nitrogen/g substrate on the semi-micro level, and 2.6 mg nitrogen/g substrate on the macro level. The comparability of the results obtained with those yielded by other Kjeldahl variants is warranted.

Резюме

Р. ЛАНГЕ, Р. ФРИБЕ и Ф. ЛИНО: К использованию комбинированного метода расщепления по Къельдалю/реакция Бертелота при определении азота в биологических материалах. Сообщ. 6. Техника блочного переведения в расворимую форму в полумикро- и макромасштабах для твердых биологических веществ

Описывается способ определения азота в твердых биологических веществах путем использования блочной техники переведения в расворимую форму для полумикро- и макромасштабов. Данны аналитические показатели (калибровочная функция, оптимальная область работы, значение для слепой пробы, предел обнаружения и т.д.) для данного способа. Дана возможность учитеывания различия проб по физической природе, химическому составу, содержанию азота и количеству. Проблем относительно гетерогенности или негомогенности материала проб не существуют. Наряду с доминирующими в биологических материалах функциональными азотистыми группами (амино-, амидо- и пептидные группы) правильно определяется и гетероциклично-ароматически связанный азот. Стандартные отклонения для полумикромасштаба составляют примерно 1,9 мг/азота/г субстрата и примерно 2,6 мг азота/г субстрата для макромасштаба. Сравниваемость с результатами других вариантов определения по КЪЕЛЬДАЛЮ обеспечена.

Literatur

[1] LANGE, R., R. FRIEBE und F. LINOW, Nahrung **23**, 549 (1979).
[2] NELSON, D. W., und L. E. SOMMERS, Agron. J. **65**, 109 (1973); J. Assoc. off. analyt. Chemists **63**, 770 (1975).
[3] GEISSLER, C., Nahrung **19**, 363 (1975).
[4] SCHUMAN, G. E., M. A. STANLEY und D. KNUDSEN, Soil. Sci. Soc. Amer. Proc. **37**, 480 (1973).
[5] CATALDO, D. A., L. E. SCHRADER und V. L. YOUNGS, Crop. Sci. **14**, 854 (1974).
[6] HAMBLETON, L. G., und R. J. NOEL, J. Assoc. off. analyt. Chemists **58**, 143 (1975).
[7] ISAAC, R. A., und W. C. JOHNSON, J. Assoc. off. analyt. Chemists **59**, 98 (1976).
[8] EASTIN, E. F., Analyt. Biochem. **83**, 319 (1977); **85**, 591 (1978).
[9] KOOPS, J., H. KLOMP und R. H. C. ELGERSMA, Netherl. Milk and Dairy J. **29**, 169 (1975).
[10] TINGVALL, P., Analyst **103**, 406 (1978).
[11] WALL, L. L., CH. W. GEHRKE, T. E. NEUNER, R. D. CATHEY und P. R. REXROAD, J. Assoc. off. analyt. Chemists **58**, 811 (1975).
[12] HAMBRAEUS, L., E. FORSUM, L. ABRAHAMSON und B. LÖNNERDAL, Analyt. Biochem. **72**, 78 (1976).
[13] MARSHALL, CL. M., und A. F. WALKER, J. Sci. Food Agric. **29**, 940 (1978).
[14] FLORENCE, E., und D. F. MILNER, Analyst **104**, 378 (1979).
[15] LANGE, R., R. FRIEBE und F. LINOW, Nahrung **25**, 447 (1980).
[16] DOERFFEL, K., Statistik in der analytischen Chemie, S. 63—73, 126—133, 172—178. VEB Deutscher Verlag für Grundstoffindustrie, Leipzig 1966.
[17] KONRAD, H., Nahrung **13**, 143 (1969); **13**, 235 (1969).
[18] BRADSTREET, R. B., The KJELDAHL Method for organic nitrogen. Academic Press, New York and London 1965.

Dr. R. LANGE und Dr. sc. F. LINOW, Zentralinstitut für Ernährung, DDR-1505 Bergholz-Rehbrücke, Arthur-Scheunert-Allee 114—116; Dr. R. Friebe, Bezirks-Hygiene-Institut Potsdam, DDR-1500 Potsdam, Küsselstraße 9

Eingegangen 26. 10. 1982

Die Nahrung 27, 7, 1983 659—668

Zentralinstitut für Ernährung in Potsdam-Rehbrücke (Direktor: Prof. Dr. H. SCHMANDKE), Forschungszentrum für Molekularbiologie und Medizin, Akademie der Wissenschaften der DDR, und NESMEJANOV-Institut für Elementorganische Verbindungen in Moskau (Direktor: Prof. Dr. A. V. FOKIN), Akademie der Wissenschaften der UdSSR

Funktionelle Eigenschaften von Pflanzenproteinen. 5. Mitt. Einfluß einer enzymatischen Partialhydrolyse auf ausgewählte funktionelle Eigenschaften von Weizenkleber[1]

JU. I. TSCHIMIROV, K. D. SCHWENKE, D. AUGUSTAT und V. B. TOLSTOGUZOV

Enzymatische Hydrolyse von Weizenkleber unter Spaltung von 5 bis 12% der Peptidbindungen verändert die funktionellen Eigenschaften des Proteins. Die Löslichkeit des Proteins im isoelektrischen Bereich und die Ölbindung werden erhöht. Eine wesentliche Verbesserung der Emulgierkapazität (Erhöhung um den 1,5- bis 2,4fachen Betrag) tritt ein. Bei Hydrolysegraden > 10% tritt ein Verlust der Emulgieraktivität und Emulsionsstabilität ein. Das Wasserbindungsvermögen des Proteins wird durch die Enzymeinwirkung herabgesetzt. Während das Schaumbildungsvermögen des Klebers durch die Enzymbehandlung nicht oder nur unwesentlich verändert wird, sinkt die Schaumstabilität nach der Proteolyse mit steigendem Hydrolysegrad. Die Schaumstabilität von unmodifiziertem Kleber sinkt bei Anwesenheit von Natriumsulfit, β-Mercaptoäthanol oder Natriumchlorid. Kurzzeitiges (10 min) Erhitzen auf 80 °C erhöht die Schaumstabilität von unmodifizierten Klebern, längeres Erhitzen erniedrigt das Schaumvolumen (Schaumkapazität).

Die Partialhydrolyse ist in den letzten Jahren von verschiedenen Autoren mit Erfolg zur Verbesserung der funktionellen Eigenschaften von Nahrungsproteinen eingesetzt worden. So konnten schwerlösliche Raps- [1] und Fisch-Proteinkonzentrate [2] durch chemische und enzymatische Partialhydrolyse zu Produkten mit verbesserter Löslichkeit, Emulgierfähigkeit und erhöhtem Wasserbindungs- und Schaumbildungsvermögen abgebaut werden. Enzymatisch modifizierte, acylierte Fischproteine zeigen eine Verbesserung der Emulgier-Aktivität und -Kapazität, des Gelier-, Wasseraufnahme- und Schaumbildungsvermögens sowie der Schaumstabilität [3]. Die acylierten Fischproteinhydrolysate besitzen gute Eignung für die Herstellung von Baisers, gelatineartigen Desserts bzw. eiscremeartigen Erzeugnissen und kaum störenden Fischgeschmack oder -geruch [3, 4]. Die Herstellung von Proteinhydrolysaten mit hohem Schaumbildungsvermögen und guter Schaumstabilität [5] sowie von gut löslichen Hydrolysaten ohne Bittergeschmack [6, 7] durch partielle Proteolyse von Isolaten oder Konzentraten hat den Einsatzbereich von Sojaproteinen wesentlich erweitert. Eine Reihe funktioneller Eigenschaften läßt sich durch gezielte Proteolyse von Ackerbohnenproteinisolaten mit mikrobiellen Proteasen einstellen [8].

Die funktionellen Eigenschaften von Weizenkleber sind bisher vorwiegend in Hinsicht auf seine Teigbildung und Backfähigkeit untersucht worden [9—11]. Die Möglichkeit,

[1] 4. Mitt. Nahrung 27, 335 (1983)

Kleberproteine vielseitiger in Lebensmitteln einzusetzen, hat jedoch auch das Interesse an einer breiten Palette funktioneller Eigenschaften geweckt. So wird über Emulgiereigenschaften alkaliextrahierter Weizenproteinisolate berichtet, die denen eines Sojaproteinisolates vergleichbar oder besser sind [12]. Die Verschäumbarkeit eines enzymatischen Weizenproteinhydrolysates („Hyfoama 66") wird als besonders gut und derjenigen von Sojaprotein und Eialbumin überlegen beschrieben [5].

Desamidierung verbessert die Emulgiereigenschaften [13], milde Säurehydrolyse die Löslichkeit sowie das Emulgier- und Schaumbildungsvermögen von Weizenkleber [14].

Gegenstand der vorliegenden Arbeit sind Untersuchungen über den Einfluß einer partiellen Proteolyse mit einer mikrobiellen Proteinase (Thermitase) auf einige funktionelle Eigenschaften von Weizenkleber.

Material und Methoden

Kleber. Es wurde technischer Vitalkleber mit einem Proteingehalt von 73,6% verwendet.
Enzym. Für die Proteolyse gelangte Thermitase, eine unspezifische Proteinase aus *Thermoactinomyces vulgaris* [15] zum Einsatz. Das verwendete Präparat besaß eine spezifische Aktivität von ~ 3000 TE/g (pH 8,0 und 55 °C)[2]
Durchführung der Proteolyse. Die Proteolyse wurde je nach der zu untersuchenden Eigenschaft in 1- bis 20%-iger Lösung (Suspension) mit 2,3 und 4,6 mg Thermitase pro g eingesetztem Kleber, entsprechend 9,3 TE und 18,6 TE pro g Protein bei verschiedener Dauer der Inkubation durchgeführt (10 min bei 45 °C, 60 min bei 55 °C, 10 min bei 70 °C, pH-Wert jeweils 7,0). Vor der Enzymbehandlung wurde der Kleber einer Hitzedenaturierung durch 10 min Erhitzen bei 80 °C unterworfen. Die Enzyminaktivierung erfolgte durch 10 min Erhitzen auf 100 °C.
Bestimmung des Hydrolysegrades. Der Hydrolysegrad (HG) der Partialhydrolysate wurde als Anteil der Aminogruppen am Aminogruppen-Gehalt des Totalhydrolysates wie folgt berechnet:

$$HG = \frac{NH_2\text{-Gruppen-Gehalt des Partialhydrolysates}}{\begin{array}{l}NH_2\text{-Gruppen-Gehalt des Totalhydrolysates minus}\\ NH_2\text{-Gruppen-Gehalt des unmodifizierten Proteins}\end{array}} \times 100.$$

Das Totalhydrolysat wurde durch 24stündige Hydrolyse des Klebers in 6-N-Salzsäure bei 110 °C hergestellt.
Die Bestimmung der Aminogruppen erfolgte mittels einer modifizierten TNBS-Methode nach ADLER-NISSEN unter Verwendung von Leucin als Standard [16].
Gelelektrophorese. Die elektrophoretische Untersuchung der Proben erfolgte durch Plattengelelektrophorese in 5 M Harnstoff enthaltendem Aluminiumlactat-Puffer von pH 3,1 in Gegenwart oder Abwesenheit von 0,1% β-Mercaptoethanol wie in [17] beschrieben.
Stickstofflöslichkeitsprofile. Die pH-Wert-Stickstofflöslichkeits-Profile wurden wie unter [18] beschrieben bestimmt.
Wasser- und Ölbindungsvermögen. Die Bestimmung erfolgte nach SMITH [19] bzw. einer Vorschrift der Central Soya-Co. [20] wie unter [21] beschrieben.

Emulgieraktivität, Emulsionsstabilität, Emulgierkapazität. Die Bestimmung erfolgte nach YASUMATSU [22] bzw. GRABOWSKA u. a. [23] wie unter [21] beschrieben.
Schaumkapazität und *Schaumstabilität.* Die Bestimmung erfolgte nach Verschäumen in einem Aufschlaggerät nach GÖTTE wie unter [24] beschrieben. Als Schaumkapazität (SK) wurde das Schaumvolumen in % der eingesetzten Flüssigkeitsmenge nach verschiedenen Standzeiten, als Schaumstabilität das Verhältnis der Schaumkapazitäten nach 60 und 10 min angegeben.

[2] Für die Überlassung des Enzyms danken die Autoren Herrn Dr. BEHNKE, Zentralinstitut für Ernährung

Ergebnisse und Diskussion

Ausmaß der enzymatischen Spaltung des Kleberproteins

Tab. 1 gibt das Ausmaß der enzymatischen Spaltung des Kleberproteins (Hydrolysegrad) nach vorgenommener Thermitase-Einwirkung wieder. Danach liegen die Hydrolysegrade der untersuchten Partialhydrolysate im Bereich von 5,1 bis 12,2%.

Tabelle 1
Hydrolysegrad (HG) des Kleberproteins nach unterschiedlicher Thermitase-Einwirkung in 1%iger Proteinlösung bei pH 7.0

Probe und Art der Behandlung	NH_2-Gruppen-Gehalt [mMol/g Protein]	HG [%]
Kleber unbehandelt	0,128	0
Totalhydrolysat	8,31	100
9,3 TE/g Protein 10 min 45 °C	0,93	9,7
9,3 TE/g Protein 10 min 45 °C + 10 min 100 °C	0,55	5,1
9,3 TE/g Protein 60 min 55 °C	0,93	9,7
9,3 TE/g Protein 60 min 55 °C + 10 min 100 °C	0,74	7,4
18,6 TE/g Protein 10 min 45 °C	1,04	11,0
18,6 TE/g Protein 60 min 55 °C	1,14	12,2
18,6 TE/g Protein 60 min 55 °C + 10 min 100 °C	1,06	11,2

Erhöhung der eingesetzten Enzymmenge von 9,3 TE/g Protein auf 18,6 TE/g Protein bewirkt auch eine Erhöhung des HG. Kurzzeitinkubation (10 min) bei niedriger Temperatur (45 °C) ergibt gleiche oder nur wenig niedrigere HG als Langzeitinkubation (60 min) bei einer Temperatur im Bereich des Aktivitätsoptimums des Enzyms (55 °C), wenn eine Hitzeinaktivierung nicht vorgenommen wird. Diese führt in fast allen Fällen zu einer deutlichen Herabsetzung des HG. Das zeigt, daß die Proteolyse über die gewählten Inkubationszeiten hinaus fortschreitet, wenn das Enzym nicht inaktiviert wird.

Es ist interessant, daß die proteolytische Spaltung von Weizenkleber durch Thermitase wesentlich rascher verläuft und in kürzerer Zeit zu dem angegebenen HG führt als die Spaltung von hitzedenaturiertem Ackerbohnenprotein mit dem gleichen Enzym. So war nach BEHNKE u. a. [8] zur Erzielung eines HG von 8,3% eine 5stündige Inkubation des Ackerbohnenproteins bei 55 °C nötig.

Gelelektrophorese

Abb. 1 zeigt die Elektrophorese-Muster der Proteine vor und nach der Proteolyse und Hitzeinaktivierung. Die Unterschiede treten dabei deutlich zutage. Proteolyse ohne nachfolgende Hitzeinaktivierung (HG ~ 10—11%) liefert Elektrophorese-Muster mit haupt-

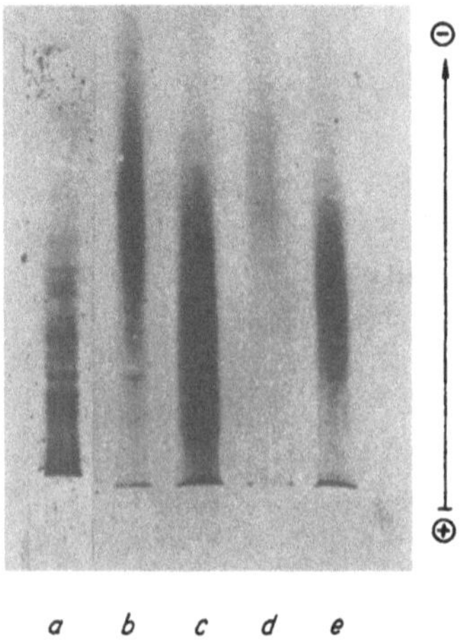

Abb. 1.
Gelelektrophorese-Muster von Vitalkleber vor und nach Enzymbehandlung
a) unbehandelt
b) 9,3 TE/g Protein, 10 min 45 °C, ohne Hitzeinaktivierung, HG = 9,8%
c) wie b), mit Hitzeinaktivierung, HG = 5,4%
d) 18,6 TE/g Protein, 10 min 45 °C, ohne Hitzeinaktivierung, HG = 11%
e) wie d), mit Hitzeinaktivierung, HG = 6,3%

sächlich schnell wandernden, nicht mehr klar zu differenzierenden Banden. Hitzeinaktivierung aber ergibt ausgesprochene „Denaturations-Muster", d. h. verwaschene, undifferenzierte Banden im Bereich der Kleber-Proteine. Inkubation bei höherer Temperatur (10 min 70 °C statt 10 min 45 °C) führt zu einem Verschwinden bzw. einer Verringerung eines Teils der Protein-Banden im Denaturations-Muster.

Löslichkeit

Wie Abb. 2 zeigt, besitzt der unbehandelte Kleber ein Löslichkeitsprofil mit einem Minimum bei pH ~7,0. Die Löslichkeit beträgt 7% im Minimum, ~75% bei pH 10 und 65% bei pH 2. Hitzebehandlung (10 min 80 °C) verändert die Löslichkeit wie folgt: pH ~7,0

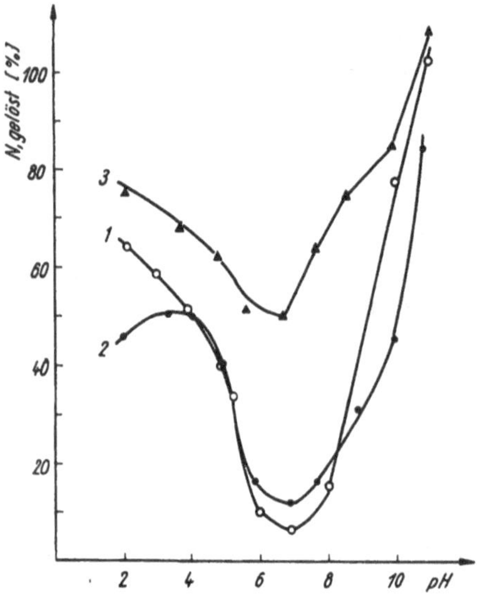

Abb. 2.
pH-Löslichkeitsprofile von Vitalkleber
1 unbehandelt
2 10 min auf 80 °C erhitzt
3 10 min auf 80 °C erhitzt + Enzymbehandlung (9,3 TE je g Protein) 10 min 45 °C, HG = 9,8%

(Minimum): 12%, pH 10: ~ 50%, pH 2: 45%. Nach 10 min Enzyminkubation bei 45 °C (HG 9,8%) resultiert ein Hydrolysat mit stark erhöhter Löslichkeit, das jedoch noch das typische Löslichkeitsprofil des Klebers mit einem Minimum bei pH 6—7 besitzt. Die Löslichkeiten betragen 52% im Minimum, 85% bei pH 10 und 77% bei pH 2.

Öl- und Wasserbindungsvermögen

Unbehandelter Vitalkleber besitzt mit 73 g Öl pro 100 g Substanz (Tab. 2) ein wesentlich schlechteres Ölbindungsvermögen als Proteinisolate aus Ackerbohnen, Sojabohnen oder Sonnenblumensamen [21]. Hitzedenaturierung erhöht jedoch den Wert auf das 3fache

Tabelle 2
Wasser- und Ölbindungsvermögen von Vitalkleber nach unterschiedlicher Behandlung*

Art der Behandlung	Ölbindung [g Öl/100 g Substanz	Wasserbindung [g Wasser/100 g Substanz
A unbehandelt	73	110
B hitzedenaturiert	211	210
C hitzedenaturiert, enzymbehandelt (18,6 TE/g Protein) 60 min 55 °C HG = 12,4	190	60
D wie C, jedoch anschließend hitzeinaktiviert HG = 11,4	162	52

* Die Behandlung erfolgte in 5%igen wäßrigen Dispersionen bei pH 7,0. Diese wurden vor der weiteren Untersuchung gefriergetrocknet

(211 g Öl/100 g Substanz). Obwohl die nachfolgende Proteolyse bis zu einem HG von 10% diesen Wert geringfügig erniedrigt (190 g Öl/100 g Substanz), verbessert sie doch den Wert des unbehandelten Klebers beträchtlich. Hitzebehandlung desselben Proteolysats zur Enzyminaktivierung liefert bei einem erreichten HG von 7,5% ein Ölbindungsvermögen von 162% (Tab. 2). Das Ölbindungsvermögen läßt sich danach durch fortschreitende Proteolyse im Rahmen der hier untersuchten HG verbessern.

Im Gegensatz zur Ölbindung wird die Wasserbindung des Klebers durch die Enzymbehandlung von 110% auf 52—60% drastisch reduziert (Tab. 2). Eine Verbesserung des Wasserbindungsvermögens wird allein durch Hitzebehandlung ohne nachfolgende Enzymeinwirkung erreicht.

Nach Behnke u. a. [8] nimmt auch bei Ackerbohnenproteinisolaten das Wasserbindungsvermögen nach erfolgter Proteolyse ab. Diese Abnahme steigt in dem Maße wie der HG wächst.

Emulgiervermögen

Wie aus Tab. 3 hervorgeht, werden die Emulgieraktivität und Emulsionsstabilität durch die Behandlung nur relativ wenig verändert. Hitzedenaturierung ohne Enzymbehandlung

Tabelle 3
Emulgieraktivität (EA), Emulsionsstabilität (ES) und Emulgierkapazität (EK) von Vitalkleber nach unterschiedlicher Behandlung*

Art der Behandlung	EA [%]	ES [%]	EK [ml Öl/100 g Protein]
A unmodifiziert	54,4	58,6	13,5
B hitzedenaturiert	52,3	55,1	16,2
C hitzedenaturiert, enzymbehandelt (9,3 TE/g Protein) 10 min 45 °C HG = 9,8	54,4	59,1	26,4
D wie C, jedoch hitzeinaktiviert HG = 5,2	64,0	62,6	20,0
E enzymbehandelt (18,6 TE/g Protein) 60 min 55 °C HG = 12,4	—	—	32,3
F hitzeinaktiviert HG = 11,4	—	—	23,1

* Bestimmung bei pH 7,0

führt zu einer geringfügigen Abnahme, Proteolyse bis zu einem HG von ~5% mit nachfolgender Hitzeinaktivierung zu einer mäßigen Zunahme der Werte. Bei HG über 10% gehen beide Eigenschaften verloren.

Hingegen erfolgt durch die Enzymbehandlung eine deutliche Verbesserung der Emulgierkapazität. So steigt der EK-Wert des unmodifizierten Proteins nach kurzzeitiger Enzymeinwirkung (10 min 45 °C) auf den zweifachen und nach längerer Inkubation mit höherer Enzymaktivität sogar auf den 2,4fachen Betrag an.

Die Emulgierkapazität wächst also unter den gewählten Versuchsbedingungen mit dem HG. Diese Verbesserung der Emulgierfähigkeit verdient wegen des, verglichen mit anderen Pflanzenproteinen [21], niedrigen EK-Wertes des Vitalklebers besondere Beachtung.

Die Abnahme der EK-Werte nach Hitzeinaktivierung des Systems dürfte allerdings nicht allein mit dem geringeren HG der Reaktionsprodukte, sondern auch mit der teilweise erfolgten Hitzekoagulation zusammenhängen.

Im Gegensatz zu den vorliegenden Ergebnissen bewirkt die enzymatische Partialhydrolyse von Ackerbohnenproteinen eine mit dem Hydrolysegrad zunehmende Verschlechterung der Emulgiereigenschaften [8].

Schaumbildungsvermögen

Unbehandelter Kleber besitzt eine relativ hohe Schaumkapazität mit Werten von 277, 430 und 250% in 1-, 5- und 10%igen Lösungen nach jeweils 1 min Standzeit der Schäume (Abb. 3). Die geringe Schaumstabilität (SK nach 60 min [SK_{60}] = 0) drückt sich in einem starken Abfall des Schaumvolumens innerhalb einer 10minütigen Standzeit (SK_{10}) aus.

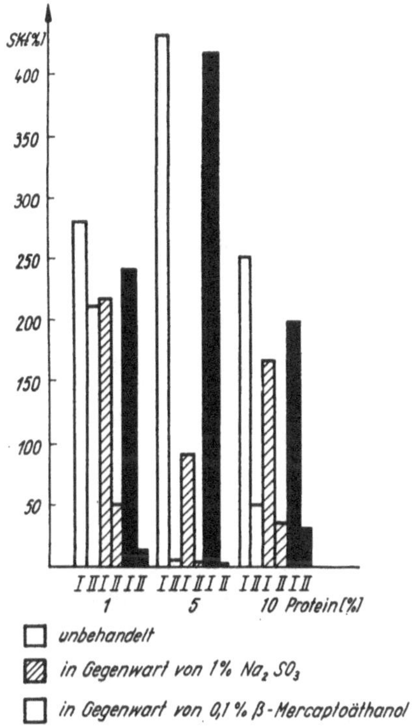

Abb. 3.
Schaumbildungsvermögen (= Schaumkapazität SK in %) von Vitalkleber in An- und Abwesenheit von Reduktionsmitteln bei verschiedenen Kleberkonzentrationen
I Schaumkapazität nach 1 min
II Schaumkapazität nach 10 min

Anwesenheit eines Reduktionsmittels (Sulfit- oder β-Mercaptoäthanol) erniedrigt in allen Fällen das Schaumvolumen, wobei die Wirkung von Natriumsulfit in 1 %iger Lösung offensichtlich nicht nur in einer Reduktion von Disulfidbindungen des Klebers, sondern auch als Salzeffekt zu sehen ist.

Erhitzen des Klebers (80 °C) in 10 %iger Dispersion erniedrigt zwar die Schaumkapazität, wirkt aber stabilisierend auf die gebildeten Schäume (Abb. 4). Die Schaumstabilität erreicht dabei Werte zwischen 79 und 98 %. Kurzzeitiges Erhitzen (10 min) ist am wirksamsten.

Mit fortschreitender Erhitzungsdauer sinkt die Schaumkapazität, um nach einstündiger Hitzeeinwirkung den Wert Null zu erreichen.

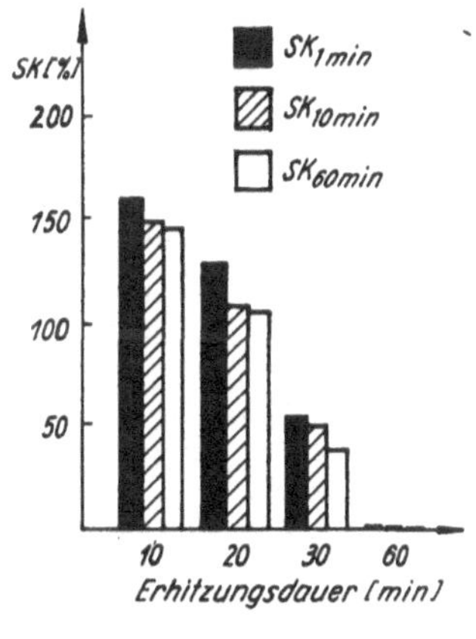

Abb. 4.
Schaumkapazität (SK) 10 %iger Dispersionen von Vitalkleber nach unterschiedlich langem Erhitzen (10 bis 60 min) auf 80 °C

Anwesenheit von Natriumchlorid führt im Falle des unbehandelten Klebers zu sehr instabilen Schäumen, die bereits nach 10 min zerfallen sind (Abb. 5). Erhitzen wirkt auch hier stabilisierend, wobei Schaumkapazität und Schaumstabilität mit steigendem Salzgehalt sinken. Je höher der Salzgehalt des Systems, desto größer ist die Neigung zur Hitzekoagulation des Klebers. Die gebildeten Koagulate ergeben einen inhomogenen und wenig stabilen Schaum. Abb. 6 zeigt die Zeitabhängigkeit der Schaumkapazität 5- und 12%iger Kleberdispersionen nach unterschiedlicher Behandlung. Danach reduziert die Enzymeinwirkung die Schaumstabilität, die mit steigendem Hydrolysegrad abnimmt. Erhöhung

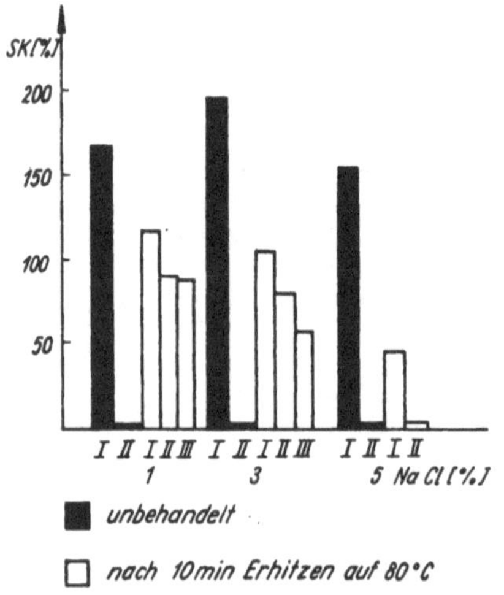

Abb. 5.
Schaumkapazität (SK) 10%iger Dispersionen von Vitalkleber in Gegenwart unterschiedlicher Natriumchlorid-Konzentrationen (I = SK_{1min}; II = SK_{10min}; III = SK_{60min})

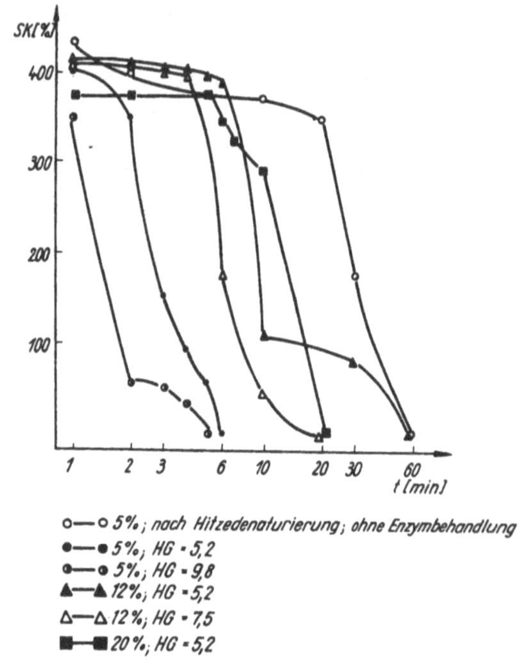

Abb. 6.
Schaumstabilität 5-, 12- und 20%iger Dispersionen von Vitalkleber-Partialhydrolysat nach unterschiedlich hoher Hydrolyse, halblogarithmische Darstellung

der Proteinkonzentration begünstigt die Bildung stabiler Schäume. Im untersuchten Konzentrationsbereich tritt jedoch ein rascher Zerfall derselben bei Standzeiten über 4—6 min ein.

Die anfänglich hohe Schaumkapazität des unmodifizierten Klebers wird durch die Enzymbehandlung nur wenig oder gar nicht verändert. Dagegen wird das Schaumbildungsvermögen von Sojaproteinen nach OHLSEN u. a. [7] durch enzymatischen Abbau bis auf Hydrolysegrade zwischen 2 und 5% wesentlich verbessert.

Die hier festgestellte Abnahme der Schaumstabilität des Klebers mit steigendem Hydrolysegrad wird auch für Partialhydrolysate von Ackerbohnenprotein von BEHNKE u. a. [8] bestätigt. Nach Angaben von GUNTHER [5] soll sich jedoch eine Hydrolyse im sauren pH-Bereich, z. B. mit Pepsin, günstig auf die Stabilität von Schäumen aus Weizenprotein („Hyfoama 60") und Sojaprotein auswirken.

Für gewissenhafte technische Mitarbeit haben wir Frau HELGA Beyer zu danken.

Summary

JU. I. TSCHIMIROV, K. D. SCHWENKE, D. AUGUSTAT, and V. B. TOLSTOGUZOV: Functional properties of plant proteins. Part 5. Influence of a partial enzymatic hydrolysis on selected functional properties of wheat gluten

The functional properties of wheat gluten are changed by a partial enzymatic hydrolysis. The solubility in the isoelectric range, the oil adsorption, and the emulsifying capacity increase but the water absorption capacity decreases, when 5—12% of the peptide bonds of the protein are splitted by action of thermitase. The emulsifying capacity increases by a factor of 1.5—2.4 under these conditions. A complete loss of emulsifying activity and emulsion stability takes place when more than 10% of the peptide bonds are splitted. While the foam capacity does not change remarkably the foam stability decreases owing to the enzymatic hydrolysis. The foam stability of the unmodified protein increases by a short-time heating to 80 °C, while the presence of sodium chloride, sodium sulphite or β-mercaptoethanol decreases the foam stability.

Резюме

Ю. Чимиров, К. Д. Швенке, Д. Аугустат и В. Б. Толстогузов: Функциональные свойства белков семян. Сообщ. 5. Влияние частичного энзиматического гидролиза на выбранные функциональные свойства клейковины пшеницы.

Функциональные свойства клейковины изменяются частичной энзиматической гидролизой. Растворимость в изоэлектрической области, маслопоглощающая способность, эмульгирующая активность, стабильность эмульсии и эмульгирующая способность повышаются после расщепления 5—12 процентов пептидных связей белка действием энзима термитаза. Эмульгирующая способность увеличивается при этих условиях в 1,5—2,4 раз. Пенеобразующая способность практически не изменяется энзиматической гидролизой, но стабильность пен уменьшается. Стабильность пен немодифицированного белка повышается кратковременным нагреванием на 80 °C, но в присутствии хлорида натрин, сульфита натрия или меркаптоэтанола уменьшается стабильность пен. Водопоглощающая способность уменьшается частичной гидролизой.

Literatur

[1] HERMANSSON, A.-M., D. OLSSON und B. HOHNBERG, Lebensm.-Wiss. Technol. **7**, 176 (1974).
[2] SIKORSKI, Z. E., und M. NACZK, Přzemysl Spozywczy (Warszawa) **27**, 250 (1973).
[3] MILLER, R., und H. S. GRONINGER JR., J. Food Sci. **41**, 268 (1976).
[4] GRONINGER JR., H. S., und R. MILLER, J. Food Sci. **40**, 327 (1975).
[5] GUNTHER, R. C., J. Americ. Oil Chemists' Soc. **56**, 345 (1979).
[6] ADLER-NISSEN, J., G. PULSEN und P. E. ANDERSEN, Ann. Nutrit. Aliment. **32**, 205 (1978).
[7] OLSEN, H. S., und J. ADLER-NISSEN, Z. Lebensmittel-Technol. Verfahrenstechn. **31**, 359 (1980), **32**, 55 (1981).
[8] BEHNKE, U., M. SCHULTZ, H. RUTTLOFF und H. SCHMANDKE, Nahrung **26**, 313 (1982).
[9] JANKIEWICZ, M., und Y. POMERANZ, Cereal Chem. **42**, 37 (1965).
[10] LASZTITY, R., Nahrung **19**, 749 (1975).
[11] WALL, S. S., Cereal Foods World **24**, 288 (1979).
[12] WU, Y. V., und A. C. STRINGFELLOW, J. Food Sci., **45**, 1383 (1980).
[13] MATSUDOMI, N., A. KATO und K. KOBAYASHI, Agric. biol. Chem. **46**, 1583 (1982).
[14] MATSUDOMI, N., S. KANEKO, A. KATO und K. KOBAYASHI, Nippon Nôgeikagaku Kaishi **55**, 983 (1981), zitiert in [13].
[15] LEUCHTENBERGER, A., P. KLINGENBERG und H. RUTTLOFF, Z. allgem. Mikrobiol. **19**, 27 (1979).
[16] ADLER-NISSEN, J., J. agric. Food Chem. **27**, 1256 (1979).
[17] SCHWENKE, K. D., und B. RAAB, Nahrung **17**, 373 (1973).
[18] SCHWENKE, K. D., K.-D. ROBOWSKY und D. AUGUSTAT, Nahrung **22**, 425 (1978).
[19] SMITH, G. C., J. HYUNIL, Z. L. CARPENTER, K. F. MATTIL und C. M. CATER, J. Food Sci., **38**, 849 (1973).
[20] CENTRAL SOYA Co., INC., Analytical method 1973, Fat absorption method — centrifuge.
[21] SCHWENKE, K. D., L. PRAHL, E. J. RAUSCHAL, S. GWIAZDA, K. D. DĄBROWSKI und A. RUTKOWSKI, Nahrung **25**, 59 (1981).
[22] YASUMATSU, K., K. SAWADA, S. MORITAKA, M. MISAKI, J. TODA, T. WADA und K. ISHII, Agric. biol. Chem. **36**, 719 (1972).
[23] GRABOWSKA, J., M. NACZK und Z. E. SIKORSKI, Gospodarka Miesna, [Warszawa] **24**, 20 (1972).
[24] DÖRFER, J., und R. ZIMMERMANN, Bäcker und Konditor **27**, 100 (1973); Fachbereichsstandard TGL 29067, Gr. 17400, Inst. Getreideverarbeitung, Bergholz-Rehbrücke, Nov. 1975.
[25] BEHNKE, U., A. TÄUFEL, H. RUTTLOFF, B. HÄFNER u. G. LEHMANN, Lebensmittel-Ind. **25**, 485, 545 573 (1978).

Dr. sc. K. D. SCHWENKE und D. AUGUSTAT, Zentralinstitut für Ernährung, DDR-1505 Bergholz-Rehbrücke, Arthur-Scheunert-Allee 114/116; Dr. JU. I. TSCHIMIROV und Prof. Dr. W. B. TOLSTOGUZOV, NESMEJANOV-Institut für Elementorganische Verbindungen, SU-117 813 Moskau, ul. Vavilova 28

Eingegangen 29. 11. 1982

Die Nahrung 27, 7, 1983, 669—674

Department of Botany, University of Ibadan, Ibadan, Nigeria

Fruit rots of *Capsicum annuum L.* and *C. frutescens L.* in Nigeria. Part III. Effect of post-harvest infection by two Fusaria species on a few nutrients

V. A. ADISA

The effects of temperature on rot infections produced by *Fusarium oxysporum* and *F. equiseti* on the sugars and ascorbic acid levels in pepper fruits were investigated. There was a gradual decrease to a total loss of ascorbic acid in infected fruits (at 25 °C) with increase in incubation period (14 days). In infected fruits stored at 30 °C during the 8 days of incubation, a total loss of this acid was also recorded. There were fluctuations in the levels of reducing sugars in diseased fruits stored for 8 days at different temperatures while a gradual decrease in amount of sugars was recorded in infected fruits at a temperature of 25 °C during 14 days of incubation.

The most common pepper fruits, *Capsicum annuum* L. and *C. frutescens* L., form an important part of food items in many parts of Nigeria. In fact, most homes use the mature or unripe pepper fruits as condiment. In his treatise, DUCKWORTH [4] reported that the pepper is rich in vitamin C, niacin, starch and sugars. Metabolic changes during rot pathogenesis have, however, been known to lower the eating and market quality of fruits: in oranges [9], in tomatoes [7], and in guavas [5].

These findings on the results of investigations on post-harvest fruit rot diseases have clearly revealed that efforts have never been directed towards fruit rot diseases of pepper even in the temperate world. In Nigeria, there are no reports on the post-harvest fruit rot diseases of peppers. A report of the effects of two factors on two food components of *C. annuum* and *C. frutescens* fruits is therefore presented in this paper.

Materials and methods

The reducing sugars and ascorbic acid contents of healthy and diseased pepper fruits were investigated. The effects of rot infections on the ascorbic acid content of fruits were determined using standard methods [2]. The determination of sugars in healthy and infected pepper fruits was done by using the method described by REESE et al. [8]. All determinations were carried out four times.

Freshly harvested, half ripe fruits were swabbed with 70 % ethanol and washed in several changes of distilled water. The sterilized fruits were then inoculated with two drops (0.2 ml) of conidial suspension (5×10^4/ml) of *Fusarium equiseti* (Corda) Sacc. (IMI 223294) or *F. oxysporum* Schlecht (IMI 223295). The two fungi had earlier been isolated from the

Table 1
Quantitative estimation of reducing sugars (μg/100 g of fresh weight) in healthy and rot infected pepper fruits during 14 days of incubation at 25 °C

Test Organisms	Incubation period [days]							
	CT	2	4	6	8	10	12	14
Fusarium oxysporum	8500[x] ± 0.4[y]	7560 ± 0.3	7500 ± 0.7	9600 ± 0.9	8600 ± 1.0	7000 ± 0.2	5500 ± 0.3	4000 ± 0.5
Fusarium equiseti	7500 ± 0.3	9000 ± 1.0	9300 ± 1.0	9500 ± 0.8	7000 ± 0.4	5000 ± 0.1	6500 ± 0.5	5500 ± 0.4

CT — Values obtained for control (healthy) fruits
[x] — Data are means of 4 replicates
[y] — Standard error

Table 2
Effect of temperature on the levels of the total reducing sugars (μg/100 g of fresh weight) in healthy and rot infected pepper fruits 8 days of incubation

Test Organisms	Temperature [°C]													
	CT	0	CT	5	CT	10	CT	15	CT	20	CT	25	CT	30
Fusarium oxysporum	6500 ±0.1	7000[x] ±0.2[y]	7500 ±0.4	7300 ±0.1	8100 ±0.3	5700 ±0.2	7100 ±0.5	5000 ±0.6	8200 ±0.3	5000 ±0.5	8400 ±0.1	4500 ±0.6	7900 ±0.1	4000 ±0.2
Fusarium equiseti	7000 ±0.4	7200 ±0.5	7200 ±0.1	8100 ±0.3	7000 ±0.5	8500 ±0.5	6600 ±0.4	7000 ±0.3	6900 ±0.3	4500 ±0.5	7600 ±0.1	4000 ±0.6	8100 ±0.3	3800 ±0.4

CT — Values obtained for control (healthy) fruits
[x] — Data are means of 4 replicates
[y] — Standard error

fruits as rot pathogens, causing the soft rots. The control fruits were inoculated with two drops of distilled water.

Each inoculated fruit was stored at incubators (with relative humidity 95%) at 0, 5, 10, 15, 20, 25, and 30 °C for 8 days. Other samples were stored at 25 °C for 14 days.

Results

The results of the determinations of reducing sugars and ascorbic acid contents in healthy and rot infected pepper fruits are summarized in Tables 1—4.

The results of the experiments on the effect of rot infections on the levels of reducing sugars in the fruits (stored at 25 °C) showed that there was a decrease in the amount of sugars between days 2—4 and days 10—14 for *Fusarium oxysporum* infected fruits. Fruits infected with *F. equiseti* also showed a decrease in sugars between days 8—14 when compared with the healthy fruits (Table 1). However, there was an increase in the sugar content of infected fruits (6—8 days for *F. oxysporum* and 2—6 days for *F. equiseti*) as incubation period increased.

The results of the investigations on the effect of temperature on the sugar in rot infected fruits showed that most of the sugars were retained at lower temperatures (0—5 °C) in all treated fruits (Table 2). With increase in temperature, there was a gradual loss of the sugars.

The results of the investigations on the effect of rot development on the ascorbic acid content in the fruits stored at 25 °C (Table 3) showed that there was a rapid decrease in the ascorbic acid of the diseased fruits as the incubation period increased. There was complete loss of this acid in *F. oxysporum* and *F. equiseti* infected fruits at 12th—14th day and 14th day respectively.

The results of the experiments on the effect of temperature on the content of ascorbic acid in infected pepper fruits showed that with increase in temperature (10—25 °C), the ascorbic acid content decreased (Table 4) during the 8 days of incubation. At 30 °C, there was total loss of this acid. However, at 0—5 °C, where observations showed that no rot developed, there was a slight reduction in the estimated ascorbic acid in inoculated fruits when compared with the healthy fruits.

Discussion

The present studies have shown that due to rot infections produced by *Fusarium equiseti* and *F. oxysporum* on half ripe pepper fruits, a decrease or a total loss in amount of ascorbic acid or reducing sugars was recorded when compared with the healthy fruits. There were fluctuating changes in the levels of the sugars in infected fruits. DUCKWORTH [4] recorded high values of starch (4.2 g) and sugars (1.7—13.9 g) per 100 g edible material for the pepper fruit. There was relatively high occurrence of reducing sugars at low temperatures probably because of lower infection rate. The sudden increases in the levels of sugars in infected fruits mid-way in the incubation period might have been produced by the degradative activities of amylases or related enzyme systems on starch or other related carbon sources in the fruits by the two *Fusaria*. Though there was no complete loss of the reducing sugars in infected fruits during the present investigations, however, other earlier pathological studies have revealed that glucose, sucrose and mannose [6] and that glucose and maltose [7] were completely lost in fungal infected tomato fruits.

Table 3
Quantitative estimation of ascorbic acid content (mg/100 g of fresh weight) in healthy and rot infected pepper fruits during 14 days of incubation at 25 °C

Test Organisms	Incubation period [days]							
	CT	2	4	6	8	10	12	14
Fusarium oxysporum	$180^x \pm 1.0^y$	200 ± 0.7	150 ± 0.9	110 ± 0.5	56 ± 0.4	33 ± 0.5	0.0	0.0
Fusarium equiseti	210 ± 1.1	190 ± 0.5	170 ± 0.6	145 ± 0.3	70 ± 0.3	45 ± 0.4	20 ± 0.2	0.0

CT — Values obtained for control (healthy) fruits
^{x} — Data are means of 4 determinations
^{y} — Standard error

Table 4
Effect of temperature on the ascorbic acid content (mg/100 g of fresh weight) in healthy and rot infected pepper fruits during 8 days of incubation

Test Organisms	Temperature [°C]													
	CT	0	CT	5	CT	10	CT	15	CT	20	CT	25	CT	30
Fusarium oxysporum	210 ±1.0	170^x $\pm 0.8^y$	215 ±1.1	185 ±0.7	205 ±1.0	150 ±1.2	207 ±0.5	105 ±0.3	200 ±1.0	60 ±0.3	250 ±0.9	40 ±0.8	185 ±0.5	0.0
Fusarium equiseti	200 ±1.1	190 ±0.6	215 ±1.0	180 ±1.0	210 ±0.9	160 ±0.7	205 ±0.3	100 ±0.2	195 ±1.0	55 ±0.2	200 ±1.0	30 ±0.2	230 ±1.1	0.0

CT — Values obtained for control (healthy) fruits
^{x} — Data are means of four determinations
^{y} — Standard error

That there was a more rapid loss or disappearance of ascorbic acid in diseased fruits than in the healthy fruits showed that the physiology of the pepper fruits is being altered by the pathogenesis produced by the *Fusarium spp.* The complete loss of this acid is further enhanced at 30 °C. The loss of ascorbic acid is known to be catalyzed by the ascorbic acid oxidase [3] and its existence is of common occurrence in biological systems [10] or in some other degenerating oxidases during pathogenesis [1]. The findings obtained from the results of the present studies on the complete loss of ascorbic acid in infected pepper fruits are in agreement with those of GHOSH et al. [5] and of SRIVASTAVA et al. [10] who reported the complete disappearance of ascorbic acid in fungal infected guava and orange fruits respectively.

Zusammenfassung

V. A. ADISA: Fruchtfäule von *Capsicum annuum* L. und *C. frutescens L.* in Nigeria. 3. Mitt. Einfluß des Befalls durch 2 Fusaria-Arten nach der Ernte auf den Gehalt an einigen Nährstoffen

Es wurde der Einfluß der Temperatur auf die durch *Fusarium oxysporum* und *F. equiseti* hervorgerufene Fäulnis und die hierdurch bedingte Veränderung des Gehaltes an Zuckern und an Ascorbinsäure untersucht. Mit steigender Inkubationsdauer (insgesamt 14 Tage) bei gleichbleibender Temperatur (25 °C) war in den infizierten Paprikafrüchten eine graduelle Abnahme des Ascorbinsäuregehaltes bis zum vollständigen Verlust zu verzeichnen. 8 Tage bei 30 °C gelagerte, infizierte Früchte erlitten ebenfalls einen totalen Ascorbinsäureverlust. Hinsichtlich der reduzierenden Zucker gab es Schwankungen bei den 8 Tage bei unterschiedlichen Temperaturen gelagerten, befallenen Früchten, dagegen wurde in infizierten Früchten bei einer Lagerdauer von 14 Tagen bei 25 °C eine graduelle Abnahme festgestellt.

Резюме

В. А. АДИСА: Плодовая гниль у *Capsicum annuum L.* и *C. frutescens L.* в Нигерии. Сообщ. 3. Влияние поражения 2 видами *Fusaria* после урожая на содержание некоторых пищевых веществ

Исследовалось влияние температуры на вызванную *Fusarium oxysporum* и *F. equiseti* гниль и обусловленное этим изменение содержания сахаров и аскорбиновой кислоты. С увеличением инкубационного времени (всего 14 дня) в инфицированных плодах красного перца наблюдалось при постоянной температуре (25 °C) градуальное уменьшение содержания аскорбиновой кислоты до полной ее потери. Хранившиеся 8 дней при 30 °C инфицированные плоды также подвергались полной потери аскорбиновой кислоты. В отношении редуцированных сахаров обнаруживались колебания у плодов, хранившихся 8 дней при различных температурах, в то время как у инфицированных плодов хранившихся 14 дня при 25 °C наблюдалось градуальное уменьшение.

References

[1] AGARWAL, G. P., and K. GHOSH, Indian Phytopath. **32**, 108—109 (1979).
[2] Official methods of analysis. Published by the Association of Official Analytical Chemists. 11th ed. Washington D. C. 1970.
[3] BRAVERMAN, J. B. S., Citrus Products (Chemical Composition and Chemical Technology). Interscience Publ. Inc. N.Y. 1949.
[4] DUCKWORTH, R. B., Fruit and Vegetables. Pergamon Press. Oxford 1966.
[5] GHOSH, A. K., R. N. TANDON, S. N. BHARGAVA, and M. P. SRIVASTAVA, Naturwissenschaften **52**, 478 (1965).

[6] HASIJA, S. K., and S. BATRA, Indian Phytopath. **32**, 327—328 (1979).
[7] MEHTA, P. K., K. VYAS, and S. K. SAKSENA, Indian Phytopath. **28**, 253—255 (1976).
[8] REESE, E. T., and M. MANDELS, Enzymic hydrolysis of cellulose and its derivatives, p. 129—143. In: R. L. WHISLER (Ed.), Methods in carbohydrate chemistry, Vol. 3. Academic Press, New York 1963.
[9] SINGH, and R. N. TANDON, Indian Phytopath. **23**, 728—729 (1970).
[10] SRIVASTAVA, M. P., and R. W. Tandon, Canad. J. Plant Sci. **48**, 337—338 (1968).

Dr. V. A. ADISA, University of Ibadan, Ibadan, Nigeria.

Eingegangen 19. 11. 1982

Die Nahrung 27, 7, 1983, 675—697

Central Institute of Nutrition in Potsdam-Rehbrücke (Director: Prof. Dr. H. SCHMANDKE),
Research Center of Molecularbiology and Medicine, Academy of Sciences of the GDR

Review article
Rapeseed: Constituents and protein products
Part I. Composition and properties of proteins and glucosinolates

G. MIETH, K.-D. SCHWENKE, B. RAAB, and J. BRÜCKNER

The review concerns with value-determining nonlipidic components from rapeseed, especially the structure, the content and the distribution of proteins and glucosinolates in different species and varieties. Furthermore structural changes and their effects on the composition and properties are summarized.

1. Introduction

The production of refined high-value protein-enriched products (meal, concentrate and isolate) from previously ineffectively used sources of raw material, especially rapeseed and related materials, has attracted increasing interest in recent decades, not only with regard to its rational application in animal feeding but also for its utilisation in human nutrition as a specially-prepared new foodstuff or a substitute for a traditional one [45, 58, 96, 97, 133, 140, 159, 198, 207, 246].

In this connection particular importance is acquired by genotypes and phenotypes of the family of cruciferous plants (*Cruciferae*), embracing about 200 genera, especially *Brassica napus L.* (rape, colza, Raps) or *Brassica campestris L.* (turnip-rape, navette, Rübsen) and *Brassica juncea* (mustard, moutarde, Senf)[1] as natural sources not only for fats but also for proteins [8].

In total yield of rapeseed these take a high place in the world production, with 10825×10^4 t coming behind soybeans (94207×10^4 t), seeds of cotton (41104×10^4 t) and sunflower (15206×10^4 t). A continuous annual increase of over 10% is found here, due above all to an extension of cultivation in non-European areas, whereas in Europe a stagnation has set in since 1974 [55]. Table 1 shows this.

The essential causes of this stagnation are binding state regulations regarding tolerable proportions of oils and industrial meal in both human and animal nutrition, with an orientation on the cultivation of new varieties of rape derived from this policy [223].

New breeds which originated from the strains Liho or Bronowski, such as Primor, Lesira, Span, Oro, Janpol, Erglu, Tower and Start, show on the one side a reduced content of glucosinolates and/or erucic acid but on the other hand a lower oil content and yield per

[1] Abbreviations: *B. nap.*, *B. camp.*, *B. junc.*

Table 1
Area yield and production of rapeseed [55]

Country	Area [1000 ha]			Yield [kg/ha]			Production [kt]		
	1969–71	1979	1980	1969–71	1979	1980	1969–71	1979	1980
World	8478	12587	11688	780	839	905	6617	10556	10574
North America	1540	3411	2084	989	1001	1205	1523	3415	2510
Canada	1533	3407	2080	989	1001	1205	1517	2506	2506
Asia	5772	7848	7878	533	604	540	3076	4743	4256
China	1902	3603	3753	524	667	636	996	2404	2387
India	3122	3557	3475	522	528	412	1629	1877	1433
Europe	1023	1162	1548	1847	1947	2356	1889	2261	3648
France	326	249	392	1849	2071	2780	603	516	1090
Poland	269	180	320	1691	1301	1763	455	234	564
Sweden	105	157	168	2068	1892	2121	218	297	356
FRG	85	127	138	2252	2530	2740	190	321	377
GDR	102	113	120	1760	1785	2333	180	201	280

hectare and also less resistance to disease and pests, as well as less durability in winter [2, 30, 91, 137, 177, 181, 208, 24a, 179a].

Among suspect components, hitherto limiting an application of rapeseed as animal feedstuff and excluding it from human food, a special role has been played by glucosinolates and thyreotoxic, nephrotoxic and hepatotoxic compounds formed from it through enzymatic-hydrolytic splitting or by subsequent desmolysis [47, 81, 138, 164].

Either alone or in combination with other universally distributed components, these lead to metabolic disturbances and degenerative pathological changes in organs [7, 23, 74, 113, 124, 233].

In the foreground of scientific research therefore stands, in addition to selection for breeding [2, 30, 87, 88, 146, 147, 177, 220], the ascertainment of new technical principles of detoxification [16, 26, 31, 152, 167, 180]. In this connection is important the production of protein-enriched products from defatted seed meal or seed with acceptable functional and physiological properties [4, 160].

2. Characterisation of value-determining seed components

Knowledge of the composition and properties of the components of rapeseed, as well as of their alterations by different processing steps is an essential condition for achieving an optimal system of treatment for the production and evaluation of seed meals, protein concentrates and isolates, in which proteins and glucosinolates as value determining compounds are particularly significant.

2.1. *Proteins*

2.1.1. *General considerations*

Seed proteins are predominantly located in the protein bodies of cotyledons [94, 217], in which the average proportion of rapeseed in standard varieties amounts to 20% and is negatively correlated with the fat content of the seed. The protein content is influenced by genetical and environmental factors, and shows considerable variations (11—42%) with, in particular, new strains (single-quality or double-quality rapeseed) which are free from erucic acid or free from it and poor in glucosinolates [8, 28, 108, 218].

Rapeseed proteins consist of different fractions (globulins, albumins, alcali-soluble proteins), which may be separately defined by reason of differing molar masses and basicities as well as their ultracentrifugal, chromatographical and electrophoretical behaviour. They also differ correspondingly in their solubility and precipitability [59, 60, 100, 110, 134, 136, 186, 204].

Native albumins are soluble in aqueous extraction mediums of low ionic strength, independent of the pH value. For them precipitation is achieved by coagulants usually applied for proteins as salting out (ammonium sulphate), ethanol treatment, heat coagulation in the isoelectric range (pH 9.5—12.0), complex formation with polyanionic compounds (alginate, pectinate, carboxymethylcellulose, dextran sulphate, polyphosphate), detergents (lauryl sulphate, carboxylate), floculation agents (polyacids, polyamides and polyalcohols), tanning agents (tannin) and strong organic acids (trichloroacetic acid, sulfosalicylic acid) [18, 19, 72, 136, 192].

Native globulins from *Brassica* seed are soluble at pH values above and below the isoelectric point in solvents of low ionic strength as in neutral or weakly acid aqueous electrolyte solutions of high ionic strength. Their precipitation normally follows adjustment of the isoelectric point, and in special cases follows reduction of the ionic strength (dilution or dialysis), salting out, complexing or heat coagulation [136, 149, 186, 204].

The primary structure of protein fractions is genetically determined. There accordingly occur, with different species and varieties of *Brassica* seed, more or less distinct variations in the composition and sequence of the constituent amino acids (Table 2). On the other hand, the composition of amino acids in unfractionated proteins, as present in the seedcells, differs comparatively little one from another [54, 62, 64, 98, 105, 108, 121, 144, 149, 153, 209, 226, 237].

The distribution ratio of the protein fractions is variable and depends on different factors. On one occasion in the maturation period the proportion of high molecular watersoluble proteins increases parallel with simultaneous changes in the amino acids, that of non-protein nitrogen compounds decreases. The proportion of low molecular proteins, on the contrary, depends on the supply of sulphur compounds during the maturation and thus on the biosynthesis of cysteine and methionine; the amino-acid composition is itself relatively constant during a deficit of sulphur [61, 63, 76].

For a second occasion during the processing of raw materials, particularly during defatting, as well as the isolation and further processing of proteins, seed proteins provide the basis for frequent structural transformations as a result of changes in conformation and interaction with other seed compounds, for example, phytic acid, lipids, polysaccharides, nucleic acids, and phenols. Depending on different conditions, as temperature and pH-value, these reactions connected with a dissociation of the molecule and conformation changes in the polypeptide chains are reversible or irreversible and proceed with far-reaching molecular changes [17, 40, 67, 142, 149, 185, 191, 205].

Such changes (denaturation) depend on the effect of heat or chemical agents, such as acids, bases, salts, urea, reducing or oxidising compounds, organic solvents, and influence the composition and functional properties of proteins. This concerns in particular their

Table 2
Composition of amino acids in selected protein fractions and cultivars from *Brassica*-seed (mmol amino acid/g)

Amino acid	12 S fraction [107]			1.8 S fraction [107]			1.7 S fraction [20]	12 S fraction [204]	2 S fraction [204]	12 S fraction [62]	
	B. nig.	*B. junc.*	*B. hir.*	*B. nig.*	*B. junc.*	*B. hir.*	*B. nap.*	*B. nap.*	*B. nap.*	*B. nap.*	
										Target	Bronowski
alanine	0.63	0.61	1.09	0.52	0.47	0.69	0.56	0.20	0.21	0.48	0.51
arginine	0.43	0.33	0.35	0.40	0.50	0.50	0.31	0.57	0.27	0.36	0.39
aspartic acid	0.88	0.67	0.60	0.18	0.18	0.95	0.15	0.48	0.29	0.69	0.74
cystine	trace	trace	trace	trace	trace	trace	0.63 (cysteic acid)	0.10	—	0.40	0.07
glycine	1.01	0.81	0.91	0.56	0.62	1.13	0.77	0.27	0.21	0.65	0.75
glutamic acid	1.22	1.49	0.99	1.44	2.14	1.74	2.66	1.12	0.85	1.25	1.49
histidine	0.15	0.10	0.15	0.47	0.29	0.15	0.18	0.26	0.17	0.13	0.15
isoleucine	0.43	0.41	0.44	0.38	0.30	0.53	0.30	0.29	0.17	0.33	0.40
leucine	0.79	0.79	0.61	0.79	0.56	0.89	0.63	0.51	0.30	0.58	0.66
lysine	0.27	0.26	0.49	0.57	0.50	0.33	0.63	0.41	0.59	0.27	0.28
methionine	trace	trace	trace	trace	0.07	trace	—	—	—	0.10	0.09
phenylalanine	0.33	0.36	0.25	0.23	0.21	0.37	0.09	0.27	0.26	0.27	0.29
proline	0.78	0.58	0.75	1.64	0.84	0.87	0.92	0.35	0.33	0.47	0.50
serine	0.52	0.53	0.72	0.39	0.47	0.48	0.55	0.20	0.25	0.39	0.41
threonine	0.38	0.47	0.43	0.26	0.30	0.37	0.33	0.14	0.16	0.32	0.33
tyrosine	0.16	0.19	0.20	0.06	0.08	0.20	—	0.18	0.09	0.16	0.16
valine	0.54	0.51	0.50	0.55	0.34	0.55	0.58	0.28	0.15	0.43	0.51

1.7 S fraction [62]					12 S fraction [75]		2.75 S fraction [75]		12 S fraction [194]	1.7 S fraction [192]
B. camp.					*B. nap.*	*B. camp.*	*B. nap.*	*B. camp.*	*B. nap.*	*B. nap.*
Nugget	Echo	Target	Bronowski	Echo						
0.48	0.50	0.49	0.41	0.36	0.48	0.50	0.51	0.49	0.59	0.53
0.42	0.42	0.40	0.32	0.25	0.35	0.42	0.26	0.27	0.48	0.45
0.79	0.78	0.18	0.10	0.14	0.70	0.78	0.80	0.79	0.90	0.17
0.09	0.15	0.11	0.01	—	0.04	0.15	0.12	0.09	0.10	0.57
0.72	0.77	0.56	0.44	0.38	0.68	0.77	1.04	1.01	0.86	0.62
1.44	1.51	2.66	2.11	1.84	1.26	1.51	1.64	1.70	1.45	2.07
0.14	0.12	0.31	0.26	0.23	0.12	0.12	0.15	0.12	0.15	0.31
0.36	0.33	0.32	0.25	0.23	0.33	0.33	0.43	0.43	0.46	0.30
0.64	0.61	0.68	0.50	0.49	0.59	0.61	0.54	0.54	0.78	0.63
0.21	0.22	0.65	0.54	0.35	0.27	0.22	0.24	0.23	0.27	0.62
0.05	0.09	0.08	0.03	0.10	0.11	0.09	0.04	—	0.44	0.15
0.27	0.31	0.17	0.14	0.12	0.27	0.31	0.23	0.26	0.40	0.21
0.44	0.43	0.92	0.68	0.66	0.44	0.43	0.42	0.36	0.50	0.94
0.38	0.38	0.55	0.35	0.34	0.39	0.38	0.49	0.45	0.43	0.41
0.31	0.35	0.33	0.27	0.22	0.34	0,53	0.33	0.37	0.40	0.26
0.14	0.15	0.07	0.05	0.08	0.16	0.15	0.16	0.15	0.17	0.06
0.49	0.46	0.49	0.43	0.42	0.44	0.46	0.43	0.51	0.61	0.47

solubility and precipitability, such effects can be an extension of the pH range of minimal solubility and a shifting of the isoelectric point or range [20, 63, 70, 72, 75, 106, 170, 206].

2.1.2 *Special considerations for globulins and albumins*

Globulins

The 12 S globulin is one of the main storage proteins in the seed of *Brassica* species [20, 62, 64, 75, 107]. A 12 S globulin from *B. nap.* (Nugget) was first isolated by BHATTY et al. [20] by extraction from defatted industrial meal with 10% sodium chloride solution, precipitation by dialysis against water and purification by gel-filtration on Sephadex G-100. With this the protein matches 21% of the nitrogen substances extracted with salt. A further 12 S protein fraction was extracted from the seed material with a pyrophosphate buffer. No differences were established between the two 12-S proteins.

GODING et al. [75] isolated the 12-S protein from borate buffer/1 M-NaCl extracts of meals by high-speed centrifuging and subsequent ultra-centrifuging. Purification followed by gel-filtration on Sephadex G-100.

SIMARD et al. [202] described the isolation of the protein from aqueous extracts by fractionated precipitation and dissolution with ammonium sulphate solutions of different concentration.

A variation of BHATTY's isolation procedure [20] was carried out by SCHWENKE et al. [194], in which the precipitation of the raw globulin fraction was achieved by dialysis of the 5% sodium chloride extracts against water. The precipitated protein is very heterogeneous and contains large quantities of the low molecular 1.7-S protein fraction, which also represents the main portion of the isoelectrically nonprecipitable „albumin". Twice repeated gel-chromatographic purification by Sephadex G-200 and ion-exchange chromatography by means of DEAE-Sephadex A-50 produced a homogeneous 12-S protein.

Some published data on the molecular mass of the globulin fraction are hard to reconcile with the value of 12 S for the sedimentation coefficient. Thus GILL et al. [69], by means of hydrodynamic methods, determined molar masses of 134000 and 129000 g/mol.

SIMARD et al. [205], using gelelectrophoresis, obtained a value of 163000 g/mol and LANZANI et al. (127), employing gelchromatography and electrophoresis, found molar masses of 158000 g/mol.

Furthermore, according to gelchromatographic investigations by NAGANO et al. (149), there are 12-S globulins with molar masses given as 162000 g/mol, contaminated by two low molecular protein fractions. These are distinguishable from each other in relation to their stability against changes in pH value and temperature, their precipitation behaviour and amino-acid composition, yet composed of similar subunits with a molar mass of 13000 g per mol.

The heterogeneity of rapeseed proteins was further demonstrated by QUINN et al. [170] using gelelectrophoresis and gel electrofocussing in the presence of sodium dodecylsulphate or urea. The isolated fractions represent not only albumins but also dissociation products of globulins.

LANZANI et al. [128] likewise determined differences in the gelchromatographic spectra and amino-acid composition of proteins after successive extraction at pH values of 3,9 and 9,5; non-protein nitrogen compounds were also detected.

By a combination of sedimentation analysis, quasi-elastic light scattering and gelchromatography SCHWENKE et al. [195] determined the molar mass of 300000 g/mol. This value is in good agreement with the published molar masses for other 11/12-S proteins from plant seeds [185]. The physico-chemical properties of protein are summarised in Table 3.

Table 3
Physico-chemical properties and structure of 12 S globulin from rapeseed

Property	Value	Reference
isoelectric point	7.2	[147]
coefficient of sedimentation $s^{\circ}_{20,w}$ $[10^{-13}$ s]	12.7	[195]
coefficient of diffusion $D^{\circ}_{20,w}$ $[10^{-7}$ m^2 $s^{-1}]$	3.8	[195]
STOKES radius R_s [m]	5.7	[195]
partial specific volumen V [ml/g]	0.729	[195]
molar mass [g/mol]	300000	[195]
molar mass of polypeptide chains [g/mol]	18500 21100 26800 31200	[173, 188]
molecular form dimension [nm]	oblate rotations ellipsoid 11.3 × 11.3 × 9.2 (electron microscopy) 10.5 × 10.5 × 9.2 (small angle scattering)	[168, 169, 175]
quarternary structure amount of subunits amount of polypeptide chains	trigonal antiprism 6 12	[168, 169, 175, 188, 196]
secondary structure [%]	α-helical structure: 11 β: structure: 31 aperiodic: 58	[191]

The contradictions in the results of molecular mass determination are clarified if the tendency of protein to dissociate and associate is allowed for.

Earlier than that the dissociation of protein down to 2-3-S units in acid solutions or in the presence of urea had been demonstrated by BHATTY et al. [20]. The dissociation proceeds similarly to that with other 11/12-S plant proteins [185, 187]:

$$12\,S \underset{\text{high ionic strength}}{\overset{\text{low ionic strength}}{\rightleftarrows}} 7\,S \xrightarrow[\text{or urea}]{\text{high or low pH value}} 2\text{–}3\,S$$

The 7-S component accordingly represents the half-molecule of the 12-S protein.

The dissociation is the evidence for the presentation of the 12-S globulin as an oligomer, a protein consisting of several subunits. In the presence of detergents such as sodium dodecylsulphate and reducing agents such as mercaptoethanol the 2-3-S units may be split up into smaller fragments with molar masses between 18000 and 31000 g/mol [173, 188, 206], the constituent polypeptide chains of the 12-S globulin.

A larger number of subunits with different isoelectric points in acidic, neutral, and alkaline ranges were separated out by MAC-KENZIE [106] by means of preparative isoelectric focusing, working on the 12-S protein of *B. junc.* However, it is still not clarified whether these fractions represent different individual protein-polypeptide chains or recombination products of the same one.

According to electron-microscopic investigations by STANLEY et al. [217] the 12-S protein should not be located in specific parts of rapeseed. However, in an earlier investigation GILL et al. [70] characterised the protein as aleuron protein, similar to other 11/12-S seed storage proteins. The isolated protein was described by the authors as „morula-type“, an almost globular aggregate with a particle diameter of 12 nm.

A special analysis of the quaternary structure of the protein first resulted, however, from electron-microscopic investigations [175, 196], corresponds well with the results of small-angle X-ray scattering obtained by PLIETZ et al. [169]. According to this, the protein consists of 6 ordered subunits arranged as a trigonal antiprism. Each subunit is evidently composed of two polypeptide chains [188].

The analysis of the gross conformation (secondary structure) of the protein by measuring the circular dicroism in the far ultraviolet spectral regions, made by SCHWENKE et al. [191], demonstrated a low content (11%) of the α-helix and a relatively high content (31%) of the

Table 4
Content of characteristic amino acids in 12 S globulin (A and B) from rapeseed and their glycoprotein subunit (C) [g residue/mol protein]

Amino acid	Reference					
	A [75]*		B [194]		C [75]	
aspartic acid	253	} 707	270	} 704	259	} 790
glutamic acid	454		434		531	
Σasp. glut. amid	300		272		35	
lysine	96	} 268	81	} 271	78	} 208
histidine	45		46		47	
arginine	127		144		83	
acidic part	—		—		0.17	
basic part	1.12		1.0		—	
half cystine	14		31		37	
S-S-linkages	—		13		—	
methionine	39		44		13	
hexosamin	3.6		—		11	
N-terminal amino acids	Gly (4) Ser (1)		—		—	
	Glu (2) Ala (1)					
[rel. amount]	Leu (1) —		—		—	

* corrected to 100% protein

β-pleated-sheet structures. As also in its quarternary and subunit structure, in this respect the protein resembles other 11/12-S seed proteins.

Determination of the isoelectric point with the help of isoelectric focusing showed a value of 7.25 ± 0.10 [194] for the isolated protein. Accordingly, the rape globulin, contrary to the other known „acidic“ [195] 12-S globulins from plant seed, is to be regarded as „neutral“ protein. However, during protein extraction from seed material acidic complexes with phytic acid can be built and thus precipitated at a pH value between 3 and 6 [189].

Amino-acid analysis also supplies certain indications for the presence of a „neutral“ protein, as shown in Table 4. Taking into account the degree of amidation of the acidic amino acids, glutamic and aspartic acids, and comparing the quantity of available acidic and basic (lysine, histidine, arginine) amino acid residues, one obtains balanced information on the more basic or acidic character of the protein.

For *B. nap.* (Sollux) SCHWENKE et al. [194] obtained a relationship of acidic to basic residues of 1.0 in good correspondence with the determined isoelectric point. The amino-acid composition estimated by GODING et al. [75] for Canadian seed resembles that for the Sollux variety. The resulting value of 1.1 for the acid: base relationship of amino-acid residues also points to the presence of a nearly neutral protein. However, it is also to be noted in this connection that the ammonium value determined by amino-acid analysis is empirically made up from the hydrolysed amide constituent and the ammonium constituent resulting from the destruction of amino acids by protein hydrolysis. Accordingly, all such considerations are only approximately valid for the 12-S protein.

If similar calculations are employed for the glycoprotein subunit isolated by GODING [75], a value is obtained that unequivocally indicates the basic nature of this subunit.

Comparison of the amino acid composition of the 12-S proteins from *B. nap.* and *B. camp.* shows characteristic differences [75]. For example, the protein from *B. camp.* possesses stronger basic properties. Differences also show up in the half-cystin content, which manifestly depends not only on the species but also on the variety [75, 194]. On the other hand MAC KENZIE [105] found no significant differences in the amino-acid composition of the 12 S globulin from 6 different varieties of *B. junc.*

The METZGER Index, calculated from the differences in amino-acid composition, implies very close kindred relations between the globulins from *B. nap.* and *B. camp* [62, 107]. The differences are no greater than the differences of the varieties within either of these two species. Greater differences are found between other *Brassica* species. *B. junc.* is on this point more akin to *B. camp.* and *B. nigra* than to *B. hirta.*

GURUAY et al. [73] determined identical coefficients of sedimentation, molecular weights, intrinsic viscosities and fluorescence emission spectra for *B. camp.* and *B. junc.*, but stated differences in their secondary structure and amino-acid sequence.

The 12-S globulin was characterised by GODING et al. [75] as a glycoprotein, however, at 3.6 residues per mol protein the sugar content is relatively low. The sugar residues, identified by the authors as galactosamine, are in practice linked to the protein subfraction. Similar to GODING's results, a low sugar content (0.5 %) in 12-S protein was also determined by SCHWENKE et al. [194]. Contrary to these, GILL et al. [70] found that the 12-S protein from *B. camp.* contains 12.9 % carbohydrate. This high proportion of sugar can obviously be traced to a MAILLARD reaction between protein and the carbohydrate component of the seed material during the processing of the industrial meal employed by the authors.

From the N-terminal amino acids glycine, glutamic acid, leucine, serine and alanine determined by GODING et al. [75] glycine and leucine also occur in the 11/12-S proteins from other plant species and families [185].

The calculation of hydrophobic indexes according to BIGELOW [21] for different 11/12-S seed proteins gave values of 4.2 kJ (1.0 kcal) per residue, these are characteristic of globular proteins. From the mutually comparable values of proteins from soybean, hemp, sunflower seed, pumpkin seed and rapeseed, however, the latter indicates the highest index [194].

Albumins

Brassica species contain besides globulins a basic 1.7-S fraction, which accounts for 40—50% of the nitrogenous substances [18, 62, 135, 190, 192, 219]. Table 5 summarizes the physico-chemical data.

Table 5
Physico-chemical properties and structure of low-molecular protein from rapeseed

Property	Value	Reference
molar mass [g/mol]	14000 — 14900 13800 ± 300 17750 ± 1000 12000 — 14000	[192] [20] [219] [135]
coefficient of sedimentation $s^{\circ}_{20,w}$ [10^{-13}s]	1.7	[20]
partial specific volume v [ml/g]	0.727 0.72	[192] [20]
isoelectric point	> pH 10 > pH 9	[135, 192, 219]
secundary structure [%]	α-helical structure: 46 β-structure: 11 aperiodic: 43	[191]

BHATTY et al. [20] were the first who isolated a low-molecular basic protein from *B. nap.* (Nugget) by extraction with 0.01 M sodium-pyrophosphate buffer pH 7.0 and subsequent chromatography on Sephadex G-75, CM-Cellulose and Sephadex G-100, which is chromatographically and electrophoretically homogeneous and possesses a sedimentation coefficient of 1.7 S as well as an isoelectric point above pH 9. The partial specific volume calculated from the amino-acid composition amounts to 0.72 and the molar mass to (13800 ± 300) g/mol.

SWANLJUNG [219] isolated a low-molecular basic protein fraction from defatted seed of *B. nap.* (Oleifera) by extraction with 0.1 M sodium phosphate buffer of pH 7.0, chromatography of the extract on Sephadex G-50 and 85% saturation with ammonium sulphate. The precipitate was dissolved in 0.5 M sodium-pyrophosphate/hydrochloric-acid buffer of pH 9.3, dialyzed and eluted from a CM-Cellulose column with the linear concentration gradient between 0.5 and 2.0 M sodium pyrophosphate/hydrochloric acid buffer of pH 9.3.

The elution diagram demonstrates 3 basic protein components with very similar charge properties and isoelectric points at about pH 11.

The molar mass of (17750 ± 1000) g/mol obtained by gel chromatography agrees well with the values for the 2nd and 3 rd basic fractions (17400 and 17600) calculated from amino-acid composition, but lies significantly above the value ascertained by Bhatty et al. [20] by equilibrium sedimentation.

Schwenke et al. [192] determined the molar masses for rape albumin by three different methods (amino-acid composition, gel chromatography and equlilibrium sedimentation); the values fluctuate only between 14000 and 14900 g/ml.

Lönnerdal et al. [135] separated the low-molecular protein fraction from *B. nap.* (Panter) after chromatography by means of Sephadex G-50 and by ionexchange chromatography on SE-Sephadex, into 4 basic fractions with isoelectric points at pH 11 and molar masses between 12000 and 14000 g/mol. By fractionated precipitation and solution with increasing concentrations of ammonium sulphate Simard et al. [202] have separated a 2-S fraction from globulins.

Albumin fractions contain functional proteins, such as enzymes or enzyme inhibitors, which are distinguished by a strongly ordered structure. Thus trypsin-inhibiting activity could be detected in low-molecular protein fractions [156, 186].

Rape albumin contains several disulfide bridges, which are likely to share the maintenance of the stability of the conformation at high and low pH values as well as different electrolyte concentrations [191].

The basic main component isolated by Lönnderdal et al. [135], consists of 2 polypeptide chains with 90 and 29 amino-acid residues respectively, which are connected by 2 disulfide bridges. Furthermore, the long polypeptide chain includes one intrachain disulfide bridge and one sulfhydryl group. This component contains only one tryptophan residue in the short polypeptide chain and also only one tyrosin residue in the long chain. Aspartic acid and valine with 2 and 6 residues respectively are present exclusively in the long polypeptide chain. In view of the already-mentioned amino acids the fractions B_2 and B_3 are completely identical, and it is highly probable that the differences between the other basic fractions (B_1 and B_4) are likewise very small, attributable to the presence of homologous proteins and not to proteolysis products from a high-molecular protein. N-terminal amino acids in all 4 fractions are alanine (short polypeptide chain) and proline (long polypeptide chain), C-terminal only glycin.

The high degree of amidation of the glutamic and aspartic acids is responsible for the strongly basic character of the low-molecular rapeseed proteins [135, 192]. The ratio basic: acidic amino acids lies, at 2.0, in the range of ribosomal proteins [193].

Table 6 gives the amino-acid composition for low-molecular basic rape protein fractions as found by various authors. The values from Bhatty et al. [20] deviate from those listed from Schwenke [192] only for phenylalanine (−59%), histidine (−43%) and arginine (−30%) to any considerable degree. Differences dependent on species and varieties have been identified by Finlayson et al. [62] in the amino-acid composition of the 1.7 S fraction of rapeseed.

Compared to whole egg protein, rape albumin is distinguished by a high content of histidine, sulphurous amino acids, lysine and arginine. In contrast to that, the amount of phenylalanine and tyrosine, and of isoleucine, is restricted.

Table 6
Composition of amino acids in low molecular basic protein from rapeseed [remainder of amino acid/mol]

Amino acid	Reference			
	[219]	[135]	[135]	[192]
lysine	9	7	6	9
histidine	4	4	3	4
arginine	6	6	4	6
aspartic acid*	2	2	2	2
threonine	4	4	4	4
serine	7	6	6	6
glutamic acid*	34	32	29	29
proline	15	13	12	13
glycine	9	8	7	9
alanine	7	7	6	8
half cystine	8	7	7	8
valine	7	6	6	7
methionine	3	2	2	2
isoleucine	4	4	4	4
leucine	9	8	8	9
tyrosine	1	1	1	1
phenylalanine	3	3	2	3
tryptophan	1	1	1	1

* mostly amidated

2.2 *Glucosinolates*

Antinutritional components of *Brassica* seed are in particular glucosinolates (thioglucosides, mustard oil glucosides) located in the parenchyma and their decomposition products, which not only negatively influence the iodine metabolism and thus the basic metabolic rate but also bring about disturbances in the functioning of other vital organs [3, 83, 93, 149]. Glucosinolates are universal constituents of all green plant parts and seeds of the *Crucifera* family. As derivatives of thiohydroxamic acids they differ from one another through the structure of the organic radical or aglucon, the frequency of their presence, and the properties of their hydrolysis products [112, 125, 138, 164].

From about 80 identified compounds of such a type, formed by biosynthesis from amino acids, 10 have so far been traced in rapeseed (Table 7). In *B. nap.* (R)-2-hydroxy-3-butenylglucosinolate (progoitrin) is the main example, with a proportion of about 60—70%. Besides, 3-butenylglucosinolate (gluconapin) and 4-pentenylglucosinolate (glucobrassicanapin) are each present at about 15—20%. In *B. camp.* the latter compounds, each at about 35—45%, and up to 20% progoitrin make up the main part. *B. nap.*, on the other hand, contains comparatively more butenyl- than pentenyl-glucosinolate, whereas their amounts in *B. camp.* are about equal [36, 41, 48, 52, 102, 114, 116, 230, 245]. Compared to these, *B. junc.*, *B. nigra* and *B. hirta*, as well as *Crambe abyssinica*, contain exclusively allyl-glucosinolate (sinigrin).

Table 7
Nomenclature and presence of glucosinolates in different cultivars of *Brassica* seed [51, 127, 138]

Nomenclature of aglucones	Trivial-name of glucosinolates	Presence
3-propyl-(allyl)	sinigrin	*B. junc., B. nigra, Crambe abyss., B. hirta*
3-butenyl	gluconapin	*B. camp., B. nap., Crambe abyss.*
4-pentenyl	glucobrassicanapin	*B. camp., B. nap.;*
4-methylsulfinylbutyl	glucoallyssin	*B. camp.*
3-methylsulfinylpropyl	glucoiberin	*B. nap.*
5-methylsulfinylpentyl	glucoraphanin	*B. camp.*
2-phenylethyl	gluconasturtiin	*B. nap., Crambe abyss., B. camp.*
(R)-2-hydroxy-3-butenyl	progoitrin	*B. camp., B. nap.*
(S)-2-hydroxy-3-butenyl	epi-progoitrin	*Crambe abyss.*
2-hydroxy-4-pentenyl	napoleiferin	*B. nap., B. camp.*
p-hydroxybenzyl	sinalbin	*B. hirta, B. nap., Sinapis alba*
3-indolyl-methyl	glucobrassicin	*B. nap.*

Table 8
Content of glucosinolates in different cultivars of rapeseed [102, 138]

Variety	Gluconapin [%]	Progoitrin [%]	Total glucosinolate
B. nap. (winter-type)			
Matador	1.71	4.69	—
Diamant	1.45	4.98	—
Sarepta	1.10	2.81	—
Warszawski	1.87	4.46	—
B. nap. (summer-type)			
Regina II	1.27	3.04	—
Zollerngold	1.76	3.18	—
Czyzowskich	1.50	4.05	—
Bronowski 2178 L5	0.05	0.15	—
Bronowski I. L. 1997	0.15	0.79	—
Tower	—	—	1.29
Erglu	—	—	0.85
Lesira	—	—	16.70
Target	—	—	9.50
Bronowski	—	—	0.94
B. camp. (winter-type)			
Duro	3.10	0.22	—
Rapido I	3.07	0.57	—
Gruber	3.84	0.46	—
Rapido II	2.95	0.50	—
B. camp. (summer-type)			
Bele	1.78	1.26	—
Sv 58/4	2.15	1.15	—
Candle	—	—	1.10

The proportion of glucosinolates in species and varieties of *Brassica* differs considerably, is conditioned by environmental factors and alters in the course of vegetation periods (Table 8). Seen quantitatively, standard varieties of *B. nap.* contain on average more glucosinolate (4—8%) than *B. camp.* (3—6%). Summer varieties of this species are in general poorer in glucosinolate than winter varieties, while the corresponding differences are less pronounced with *B. camp.*

New cultures differ from standard varieties qualitatively, too. They can contain relatively large amounts of p-hydroxybenzylglucosinolate (sinalbin) and indolyl-methyl-glucosinolate [163].

Table 9
Distribution of splitting products from glucosinolates in different cultivars of rapeseed [41, 64]

Variety	ITC		VOT
	Butenyl-	Pentenyl-	
B. nap.			
Tanka	2.5	0.6	11.5
Nugget	1.7	0.3	7.8
Bronowski	0.3	trace	0.3
Target	3.0	0.2	10.0
Zephir	2.8	0.1	8.2
Midas	2.5	0.2	8.5
S 2N 71 — 1788	0.2	0	0.8
— 1787	0.1	0	0.3
— 1785	0.1	0	0.4
— 1784	0.1	0	0.8
B. camp.			
Echo	2.0	1.5	1.7
Selection	2.4	1.6	0
Selection	1.1	0	1.0
Selection	2.1	0	0

The varied distribution of glucosinolates is reflected, as would be expected, in relation to their hydrolysis products (Table 9) [6, 50, 68, 101, 103, 90, 117, 123, 131, 199, 213, 241]. Glucosinolates are splitted on the way of autolysis by enzymatic hydrolysis (myrosinase) into esters of isothiocyanic acid, according to the LOOSSENS decomposition scheme. The autolysis products underlie also different secondary reactions, as shown in Scheme 1.

For example, 90% of the glucosinolate at approx. 16% water content of the seed is autolytically split within 1 min after crushing. Even in air-dried crushed seed material an autolysis is still notable [43, 49, 146, 154]. Accordingly, in intact seeds exclusively glucosinolates, in crushed and defatted seeds some splitting products in addition, are to be met with [25, 115, 230, 236].

Myrosinase probably consists of several isoenzymes or exists in multiple molecular forms, which differ in their properties, for instance in stability under heat. Myrosinase is a glycoprotein with a molar mass of about 133000 g/mol and consists of 2 polypeptide chains [22a, 66, 130, 138, 150, 154, 161, 162]. Its optimal activity takes place at pH values between 4.5 and 8.0 and humidity of more than 13%; ascorbic acid operates as a stimulator [91].

Besides glucose, predominant primary products of enzymatic hydrolysis are heterogeneous reactive isothiocyanates (ITC). Thus from progoitrin, gluconapin and glucobrassi-

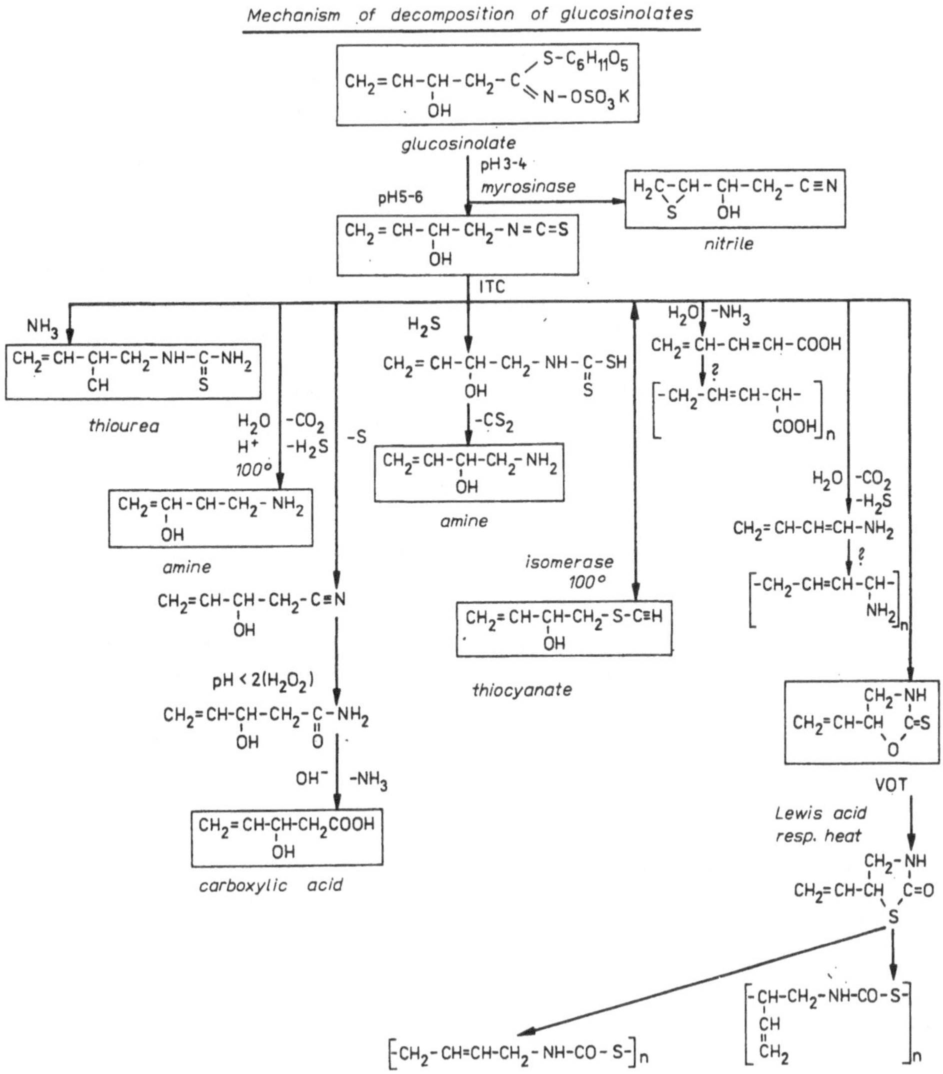

Scheme 1.
Mechanism of decomposition of glucosinolates

canapin, the main compounds of glucosinolates in *B. nap.*, 2-hydroxy-3-butenyl-ITC, 3-butenyl-ITC and 4-pentenyl-ITC are mainly formed, which pass over into 5-vinyl or 5-butenyloxazolidon-2-thion (VOT) either spontaneously or in the presence of oxygen [5, 37, 48, 49, 53, 82, 150, 211].

VOT isomerise under increased temperatures or in the presence of LEWIS acids, such as sulphur dioxide, into 5-vinyl-or 5-butenyl-1, 3-thiazolidin-2-on (5-alkenyl-1, 3-thiazolidon), which in turn points to a strong polymerisation tendency. Polymerisation products further arise in the presence of water from ITC, while in protein-containing systems or ammoniacal surroundings at pH values above 6.0 thiourea, dithiocarbamide and corresponding derivatives originate [22, 85, 126, 148]. By autolysis or chemical hydrolysis, especially in case of benzyl-or indolyl-glucosinolates, which principally occur in vegetative plant parts but also in seeds of new cultures, considerable amounts of thiocyanate can be formed under certain conditions, especially after partial inactivation of endogenous myrosinase through heating or addition of exogenous myrosinase [73, 81]. For their part, these underlie a cyclisation reaction or, in the presence of ammonia, form thiourea [12, 244].

Another fundamental decomposition pathway of glucosinolates consists of the formation of nitriles, such as 1-cyano-2-hydroxy-3-buten or 1-cyano-2-hydroxy-3, 4-epi-thiobutan in the acidic pH range [34, 108, 210] or in the presence of heavy metal salts [111, 244], in which case it is not clarified if these are primary enzymatic or secondary nonenzymatic hydrolysis products of aglucons.

The direction of the enzymatic hydrolysis and thus the relationship of the secondary decomposition products VOT and nitrile depends to a considerable extent on surrounding conditions, particularly pH value, water content and temperature, as well as on enzyme concentration and activity. Thus by autolysis at temperatures of 50 °C, pH value > 5 and water content over 15% VOT is mainly formed, at lower temperatures and pH values < 5 the synthesis of nitriles predominates. With high enzyme activity nitriles are also favoured, after partial inactivation through heating or longer storage of the seed VOT or ITC are formed, however [24, 49, 211, 231].

Autolytic splitting products of progoitrin in acidic surroundings are mainly nitriles and small quantities of VOT, while from gluconapin and glucobrassicanapin mainly ITC and nitriles originate [38, 48, 49, 90].

Under the reaction of exogenous myrosinase on heated seed meal, VOT mainly results from progoitrin, ITC from other glucosinolates [48, 49, 79, 114, 116].

Glucosinolates are partially transformed into carboxylic acid and glucose on strongly acidic conditions and raised temperatures etc., and into amino acids and thioglucose on strongly alkaline conditions. Certain glucosinolates, such as sinigrin, are also unstable on neutral conditions [53, 84]. Splitting products are equally convertible into amine or acid amide and carboxylic acid (H_2O_2 addition) by catalysed (H^+-, OH^--ions) partial or total hydrolysis of the C=S or C≡N bond, in the course of which a continuing desmolysis can result [33, 38, 48, 46, 84, 89, 197, 210, 214, 215].

For the purpose of retarding the formation of toxic autolysis products a thermal inactivation of myrosinase before the oil seed preparation is advisable. Of course it must also be borne in mind that glucosinolates are thermally decomposable.

That requires the observance of an optimal temperature-time-humidity regime, among other points the steaming of the seed at 100 °C, contact times of 5—15 min, and water content of 10—20%, as well as a microwave treatment [35, 43, 91, 143, 223, 234, 240].

In this connection, moreover, the presence of a hitherto not exactly identified compound is indicated, which under the effect of heat is transformed into a toxic artefact or stimulates the formation of one [5, 212, 228, 229].

Glucosinolates probably serve as the basis for a hydrolytic splitting by microbial enzymes in the gastro-intestinal tract of mammals, where research findings with monogastrides suggest the formation of nitriles too [80, 157]. On the reductive conditions of the rumen of ruminants glucosinolates are possibly hydrogenated into mercaptanes and amines in a way similar to a RANEY-Nickel catalysis [53]. The relatively good compatibility of industrial meals and a low contamination of the milk of ruminants with decomposition products can be attributed to a „detoxification“ brought about in this manner [1, 32, 39]. It is also of interest that glucosinolates, less so their splitting products, are metabolised by microorganisms [216].

From the viewpoint of nutritional physiology, partially hydrolysed products of glucosinolates are toxic above all, whereas totally hydrolysed and polymerisation products are to be regarded as more harmless [151].

In the light of technical processing, relevant properties of glucosinolates concern a high solubility in water, but not in organic solvents. On the other hand, their splitting products are, each according to its polarity, less soluble in water but very soluble in organic solvents, especially alcohols and acetone [9, 120, 229]. Unpolar splitting products, such as allyl- or butenyl-ITC, which contain no hydroxyl or thiol groups, are volatile under steam treatment, unlike polar compounds such as hydroxybutenyl-ITC or VOT [9, 77]. These are further adsorbable on charcoal [242] whereas glucosinolates are separable by means of ion exchange [164].

2.3 Other anti-nutritive compounds

In *Brassica* seed, besides lipids and proteins as value-enhancing and glucosinolates as value-limiting components, other compounds are found, enriched either in the hull or the meal [7, 108].

Anti-nutritive hull constituents are chiefly high-molecular polysaccharides, like hemicellulose and pentosanes [4, 9, 10, 13, 78, 201, 221, 227, 239, 243], as well as polyphenols, like lignine and tannine [5, 15, 29, 42, 57, 132, 200, 222, 227] that make up to 90% of the fat-free dry matter. These are indigestible or only metabolisable after pre-digestion in the rumen. Their application can decrease the feeding value and digestibility, by which essential groups of alimentary proteins or enzymes of the gastro-intestinal tract can be blocked.

These compounds, however, are either insoluble in aqueous and organic solvents or only soluble after hydrolysis, but are principally separable by dehulling of the seed. Anti-nutritive meal constituents are, on the other hand, generally low-molecular carbohydrates and phenol derivatives, whose share amounts to about 5—10%. To be regarded as anti-nutritive are approx. 2—5% oligosaccharides (stachyose, raffinose) [4, 92, 95, 145, 201, 202], 1—2% hexaester of phosphoric acid of myoinositol (phytic acid) [4, 44, 174, 235], approx. 1—2% glucoside-linked cholinester of sinapic acid (sinapin) [11, 27, 98, 184, 232] and approx. 1—2% phenolic acids and their esters (e.g. sinapic, hydroxybenzoic and cinnamic acids) [57, 119, 122, 176]. These are metabolisable and can bring about injury to the food intake and the utilisation of minerals, causing flatulence, binding trace elements or forming off-flavour components [14, 65, 155].

Such compounds are more or less soluble in aqueous or water-alcohol solvents and therefore can be eliminated partially or completely. Beyond this, the presence of hitherto unknown compounds is indicated in new cultures, which are likewise anti-nutritive [104, 212].

Zusammenfassung

G. Mieth, K.-D. Schwenke und J. Brückner: Rapssamen: Bestandteile und Proteinprodukte. 1. Mitt. Zusammensetzung und Eigenschaften von Proteinen und Glucosinolaten

Die Übersichtsarbeit betrifft wertbestimmende nichtlipidische Bestandteile von Rapssamen, speziell die Struktur, den Gehalt und die Verteilung von Proteinen und Glucosinolaten, in verschiedenen Spezies und Varietäten. Darüber hinaus werden strukturelle Veränderungen dieser Verbindungen und deren Auswirkungen auf die Zusammensetzung und Eigenschaften zusammengefaßt.

Резюме

Г. Мит, К.-Д. Щвенке и Ю. Брюкнер: Рапсовое семя: Составные части и белковые продукты. Сообщ. I. Состав и свойства белков и глюкозинолатов

Данный обзор занимается определяющими ценность нелипидными составными частями семян рапса, в частности структурой, содержанием и распределением белков и глюкозинолатов, в различных видах и подвидах. Помимо этого обобщены структурные изменения этих соединений и их влияния на состав и свойства.

References

[1] AHMAD, I., and A. ALI, J. Amer. Oil Chemists' Soc. **57**, 76 (1980).
[2] ANDERSSON, G., Fette, Seifen, Anstrichmittel **83**, 1 (1981).
[3] ANJOU, K., SIK-Rapport **371**, B1 (1974).
[4] ANJOU, K., B. LÖNNERDAL, B. UPPSTRÖM, and P. AMAN, Swed. J. Agric. Res. **7**, 169 (1977).
[5] APPELQVIST, L. A., and E. JOSEFSSON, J. Sci. Food Agric. **18**, 510 (1967).
[6] APPELQVIST, L. A., and E. JOSEFSSON, J. Sci. Food Agric. **19**, 564 (1968).
[7] APPELQVIST, L. A., and B. LÖNNERDAL, Naeringsforskning **21**, 241 (1977).
[8] APPELQVIST, L. A., and R. OHLSON, Rapeseed, Cultivation, Composition, Processing and Utilization. Elsevier Publ. Comp., Amsterdam, London, New York 1972.
[9] ASPINALL, G. O., Progress Report, Rapeseed Assoc. of Canada **3**, 164 (1974).
[10] ASPINALL, G. O., and K. S. JIANG, Carbohydr. Res. **38**, 247 (1974).
[11] AUSTIN, F. L., and I. A. WOLFF, J. agric. Food Chem. **16**, 182 (1968).
[12] AUSTIN, F. L., C. A. GENT, and I. A. WOLFF, J. agric. Food Chem. **16**, 752 (1968).
[13] BAILEY, K., Biochem. J. **29**, 2477 (1939).
[14] BARRES, R. M., Ann. pharm. franç. **14**, 182 (1956).
[15] BATE-SMITH, C., and P. RIBEREAU-GAYON, Qualitas Plant-Mater. Veget. **5**, 189 (1958).
[16] BECKER, K. W., and A. E. TIERNAN, J. Amer. Oil Chemists' Soc. **53**, 327 (1976).
[17] BESANCON, P., Rev. franç. Corps gras **24**, 11 (1977).
[18] BHATTY, R. S., Cereal Chem. **49**, 729 (1972).
[19] BHATTY, R. S., and A. J. FINLAYSON, Cereal Chem. **50**, 329 (1973).
[20] BHATTY, R. S., S. L. MC KENZIE, and A. J. FINLAYSON, Canad. J. Biochem. **46**, 1191 (1968).
[21] BIGELOW, C. C., J. Theoret. Biol. **16**, 187 (1967).
[22] BJÖRKMAN, R., Phytochemistry **12**, 1585 (1973).
[22a] BJÖRKMAN, R., and B. LÖNNERDAL, Biochim. biophysica Acta **327**, 121 (1973).
[23] BOCK, H. D., Tierzucht **11**, 497 (1978).
[24] BRAK, B., Untersuchungen über den Einfluß der in glukosinolatarmen Rapssorten und Extrakten enthaltenen Glukosinolate auf das Wachstum von Mastküken. Dissertation Christian Albrecht Univ. Kiel 1978.
[24a] BURJAKOW, J. P., Maslo-zhirov. Prom. **1**, 1'(1982).
[25] CALDEVON, P., C. S. PEDERSEN, and L. R. MATTICK, J. agric. Food Chem. **14**, 665 (1966).
[26] CHANET, M., Rev. franç. Corps gras **17**, 309 (1970).
[27] CLANDININ, D. R., Poultry Sci. **40**, 484 (1961).
[28] CLANDININ, D. R., and L. BAILY, Canad. J. Animal Sci. **43**, 65 (1963).
[29] CLANDININ, D. R., and J. HEARD, Poultry Sci. **47**, 688 (1968).
[30] CRAIG, B. M., J. Amer. Oil Chemists' Soc. **48**, 737 (1971)
[31] DAHL, L., Technol. Aliment. **9**, 126 (1974).
[32] DAUN, J. K., and F. W. HAUGEN, J. Amer. Oil Chemists' Soc. **53**, 169 (1976).

[33] DAXENBICHLER, M. E., S. H. VAN ETTEN, and F. S. BROWN, Canad. J. Chem. **45**, 1972 (1967).
[34] DAXENBICHLER, M. E., C. H. VAN ETTEN, and G. F. SPENCER, J. agric. Food Chem. **25**, 121 (1977).
[35] DAXENBICHLER, M. E., C. H. VAN ETTEN, and H. P. WILLIAMS, J. agric. Food Chem. **27**, 34 (1979).
[36] DAXENBICHLER, M. E., C. H. VAN ETTEN, F. S. BROWN, and Q. JONAS, J. agric. Food Chem. **12**, 127 (1964).
[37] DAXENBICHLER, M. E., C. H. VAN ETTEN, W. H. TALLENT, and I. A. WOLFF, Canad. J. Chem. **45**, 1971 (1967).
[38] DAXENBICHLER, M. E., G. F. SPENCER, R. KLEIMAN, I. A. WOLFF, and C. H. Van Etten, Analyt. Biochem. **38**, 374 (1970).
[39] DEVINAT, G., S. BIASINI, and M. NAUDET, Rev. franç. Corps gras **27**, 229 (1980).
[40] O' DONOVAN, C. J., Food and Cosmet. Toxicol. **14**, 483 (1976).
[41] DOWNEY, R. K., B. M. CRAIG, and C. G. YOUNGS, J. Amer. Oil Chemists' Soc. **46**, 121 (1969).
[42] DURKEE, A. B., Phytochemistry **11**, 1583 (1971).
[42a] DURKEE, A. B., and P. THIVIERGE, J. Food Sci. **40**, 820 (1975).
[43] EAPEN, K. E., N. W. TAPE, and R. P. A. SIMS, J. Amer. Oil Chemists' Soc. **45**, 194 (1968).
[44] EKLUND, A., Uppsala J. Med. Sci. **80**, 5 (1975).
[45] EKLUND, A. in: Biochemical aspects of new food proteins (Ed. J. ADLER-NISSEN), Pergamon Press., Oxford 1978.
[46] VAN ETTEN, C. H., and M. E. DAXENBICHLER, J. agric. Food Chem. **19**, 194 (1971).
[47] VAN ETTEN, C. H. in: Toxic constituents of plant food stuffs (Ed. J. E. LIENER) Academic Press. New York, London 1969.
[48] VAN ETTEN, C. H., Proceed. 5. Intern. Rapeseed Congr. Malmö 1978, Ref. Food Sci. Technol. Abstr. **13**, 2G 119 (1981).
[49] VAN ETTEN, C. H., M. E. DAXENBICHLER, J. E. PETERS, and H. L. TOOKEY, J. agric. Food Chem. **14**, 426 (1966).
[50] VAN ETTEN, C. H., M. E. DAXENBICHLER, J. E. PETERS, I. A. WOLFF, and A. N. BOOTH, J. agric. Food Chem. **13**, 24 (1965).
[51] VAN ETTEN, C. H., W. E. GAGNE, D. J. ROBBINS, A. N. BOOTH, M. E. DAXENBICHLER, and I. A. WOLFF, J. agric. Food Chem. **17**, 483 (1969).
[52] ETTLINGER, M. G., and A. J. LUNDEEN, J. Amer. chem. Soc. **78**, 1952, 4172 (1956).
[53] ETTLINGER, M. G., and A. J. LUNDEEN, J. Amer. chem. Soc. **79**, 1764 (1957).
[54] FABRY, A., E. SAZIMOVA and H. ZUKALOVA, Vysoke skola zemendelska, Praha-Suchdol, **25**, 467 (1979).
[55] FAO Jahrbuch, Food and Agric. Org. United Nations, Vol. **34**, Rom 1980.
[56] FENTON, T. W., J. LEUNG, and D. R. CLANDININ, J. Food Sci. **45**, 1702 (1980).
[57] FENWICK, R. G., and S. A. BOGGAN, Brit. Poultry Sci. **17**, 59 (1976).
[58] FERRANDO, R., Riv. ital. Sostanze grasse **49**, 73 (1972).
[59] FINLAYSON, A. J., Canad. J. Biochem. **44**, 997 (1966), **45**, 1225 (1967).
[60] FINLAYSON, A. J., The seed protein contents of some Cruciferae, Academic Press, London, New York, San Francisco 1976.
[61] FINLAYSON, A. J., and C. M. CHRIST, Canad. J. Bot. **49**, 1733 (1971).
[62] FINLAYSON, A. J., R. S. BHATTY, and C. M. CHRIST, Canad. J. Bot. **47**, 679 (1969).
[63] FINLAYSON, A. J., R. S. BHATTY, and S. L. MAC KENZIE, Canad. Inst. Food Sci. and Technol. J., **9**, 212 (1976).
[64] FINLAYSON, A. J., J. KRZYMANSKI, and R. K. DOWNEY, J. amer. Oil Chemists' Soc. **50**, 407 (1973).
[65] FRANCOIS, M. T., and L. CHAIC, Bull. Soc. Pharm. Nancy **46**, 21 (1960).
[66] GAINES, R. D., and K. J. GOERING, Arch. Biochem. Biophys. **96**, 13 (1962).
[67] GARDNER, H. W., J. agric. and Food Chem. **27**, 220 (1979).
[68] MC GEE, J. E., L. D. KIRK, and G. C. MUSTAKAS, J. Amer. Oil Chemists' Soc. **42**, 889 (1965).
[69] GILL, T. A., and M. A. TUNG, Canad. Inst. Food Sci. and Technol. J. **9**, 75 (1976).
[70] GILL, T. A., and M. A. TUNG, Cereal Chem. **55**, 180 (1978).
[71] GILLBERG, L., J. Food Sci. **43**, 1219 (1978).
[72] GILLBERG, L., and B. TÖRNELL, J. Food Sci. **41**, 1070 (1976).
[73] GMELIN, R., and A. I. VIRTANEN, Acta Chem. Scand. **14**, 507 (1960), Ann. Acad. Sci. Ferm. Ser. A2 **107**, 3 (1961).
[74] GÖBEL, R., and C. FRANZKE, Lebensmittel-Ind. **22**, 30 (1975).
[75] GODING, L. A., R. S. BHATTY, and A. FINLAYSON, Canad. J. Biochem. **48**, 1096 (1970).

[76] GODING, L. A., R. K. DOWNEY, and A. J. FINLAYSON, Canad. J. Plant Sci. **52**, 63 (1972).
[77] GOERING, K. J., O. C. THOMAS, D. R. BEARDSLEY, and W. A. CURRAN, JR., J. Nutrit. **72**, 210 (1960).
[78] GRANT, G. T., C. MC NAB, D. A. REES, and J. SKERRETT, Chem. Comm., 805 (1969).
[79] GREER, M. A., Arch. Biochem. Biophys. **99**, 360 (1962).
[80] GREER, M. A., and J. M. DEENEY, J. clin. Invest. **38**, 1465 (1959).
[81] MC GREGOR, D. I., Canad. J. Plant Sci. **58** 795 (1978).
[82] MC GREGOR, D. I., Canad. J. Plant Sci. **58**, 795 (1978), Proceed. 5. Intern. Rapeseed Congr. Malmö 1978, Ref. Food Sci. Technol. Abstr. **13**, 2G, 131 (1981).
[83] GRIESBACH, W. E., T. H. KENNEDY, and H. D. PURVES, Brit. J. Exp. Pathol. **22**, 249 (1941).
[84] GRONOWITZ, S., L. SVENSSON, and OHLSON, R., J. agric. Food Chem. **26**, 887 (1978).
[85] GRZYBOWSKA, J., Rocz. Panstw. Zakladu Hig. **23**, 259 (1972).
[86] GURURAJ, R. A., and R. M. S. NARASINGA, Intern. J. Peptide and Protein Res. **18**, 154 (1981).
[87] HEANEY, R. K., and G. R. FENWICK, J. Sci. Food Agric. **31**, 785 (1980).
[88] HELLER, H., Seifen, Öle, Fette, Wachse **103**, 155 (1977).
[89] HENDERSON, H. M., and T. J. MC EWEN, Phytochem. **11**, 3127 (1972).
[90] HENNIG, W., Dtsch. Lebensmittel-Rdsch. **77**, 313 (1981).
[91] HILL, D. C., Proceed. 4. Progress Report, Rapeseed Assoc. Canada (1976).
[92] HIRST, E. L., D. A. REES, and N. G. RICHARDSON, Biochem. J. **95**, 453 (1965).
[93] HOFFMANN, F., Chemie in unserer Zeit **12**, 182 (1978).
[94] HOFSTEN, A. VON, Proceed. 4. Intern. Rapeseed Congr. Giessen 1974, Ref. Food Sci. Technol. Abstr. **10**, 7N, 322 (1978).
[95] HRDLICA, J., H. KOZLOWSKA, J. POKORNY, and A. RUTKOWSKI, Nahrung **9**, 71 (1965).
[96] HUDALLE, B., J. Amer. Oil Chemists' Soc. **54**, 211A (1977).
[97] HUSS, W., Fette, Seifen, Anstrichmittel **74**, 634 (1972).
[98] IMAIL, F., M. VAISEY-GENSER, and B. FYFE, J. Food Sci. **46**, 1241 (1981).
[99] JANICKI, J., E. SOBKOWSKA, J. WARSCHSLEWSKI, and K. NOWAKOWAKA, Nahrung **17**, 359 (1973).
[100] JANSON, J. C., J. agric. Food Chem. **19**, 381 (1958).
[101] JOSEFSSON, E., J. Sci. Food Agric. **21**, 98 (1970).
[102] JOSEFSSON, E., Pattern content and biosynthesis of glukosinolates in some cultivated Cruciferae. Dissertation Univ. of Lund 1970.
[103] JOSEFSSON, E., and L. A. APPELQVIST, J. Sci. Food Agric **19**, 564 (1968).
[104] JOSEFSSON, E., and L. MUNCK, J. Sci. Food Agric. **23**, 861 (1972).
[105] MC KENZIE, S. L., J. Amer. Oil Chemists' Soc. **50**, 411 (1973).
[106] MC KENZIE, S. L., Canad. J. Bot. **53**, 2901 (1975).
[107] MC KENZIE, S. L., and J. A. BLAKELY, Canad. J. Bot. **50**, 1825 (1972).
[108] KING, J. R., T. MAC NEILBY, and D. A. THURMAN, J. Sci. Food Agric. **28**, 1065 (1977).
[109] KIRK, T. O., and C. G. MAC DONALD, Phytochem. **13**, 2611 (1974).
[110] KIRK, I. T. O., and N. A. PYLIOTIS, Austr. J. Plant, Physiol. **3**, 731 (1976).
[111] KIRK, L. D., G. C. MUSTAKAS, E. L. GRIFFIN, and A. N. BOOTH, J. Amer. Oil Chemists' Soc. **48** 845 (1971).
[112] KJAER, A., Glucosinolates in the Cruciferae. The biology and chemistry, Academic Press, London, New York, San Francisco 1976.
[113] KJAER, A., Food Chem. **6**, 223 (1981).
[114] KJAER, A., and R. B. JENSEN, Acta chem. scand **10**, 1365 (1956).
[115] KJAER, A. u. SWAIN, T., Progress in the Org. Chem. of Natural Prod., Vol. **18**, Springer Verlag, Vienna 1960.
[116] KJAER, A., J. CONTI, and J. LARSEN, Acta chem. scand. **7**, 1276 (1953).
[117] KONDRA, Z. P., and B. K. DOWNEY, Canad. J. Plant Sci. **49**, 623 (1969).
[118] KOSLOWSKA, H., M. A. SABIR, and F. W. SOSULSKI, Canad. Inst. Food Sci. and Technol. J. **8**, 160 (1975).
[119] KOZLOWSKA, H., D. ROTKIEWICZ, and Z. BOREJSCZO, Zesz. Nauk. Akad. Rolniczo-Techn. Olsztynie, Technol. Zywn. **11**, 123 (1977).
[120] KOZLOWSKA, H., M. A. SABIR, E. COXWORTH, and F. W. SOSULSKI, Canad. Inst. Food Sci. and Technol. J. **8**, 160 (1975).
[121] KUNACHOWICZ, H., M. RAKOWSKA, W. SKILLADZ, and Z. GRABAREK, Tluszcze Jadalne **19**, 243 (1975).
[122] KRYGIER, K., F. SOSULSKI, and L. HOGGE, J. agric. Food Chem. **30**, 334 (1982).
[123] KRZYMANSKI, J., Hodlowa Roslin Aklim. Nacion. **14**, 95 (1970).
[124] LANG, K., Ernährungs-Umschau **23**, 235 (1976).

[125] LANGER, P., Antithyroide Verbindungen und natürlich vorkommende Goitrogene, Karger Verlag, Basel 1977.
[126] LANZANI, A., and JACINI, G., Riv. ital. Sostanze grasse **48**, 471 (1971).
[127] LANZANI, A., and G. JACINI, Riv. ital. Sostanze grasse **49**, 389 (1972), **51**, 147 (1974), **55**, 179 (1978), **53**, 105 (1976).
[128] LANZANI, A., J. I. KOROLCZUK, A. RUTKOWSKI, and G. JACINI, Riv. ital. Sostanze grasse **49**, 459 (1972).
[129] LEIN, K. A., Pflanzenzüchtung **63**, 10 (1970).
[130] LEIN, K. A., Angew. Bot. **46**, 137 (1972).
[131] LEIN, K. A., and W. J. SCHÖÖN, Angew. Bot. **43**, 87 (1969).
[132] LEUNG, J., T. W. FENTON, M. M. MÜLLER, and D. R. CLANDININ, J. Food Sci. **44**, 1313 (1979).
[133] LILLFORD, P. J., Food Processing Ind. **45**, 22 (1976).
[134] LO, M. T., and D. C. HILL, J. Sci. Food Agric. **23**, 823 (1972).
[135] LÖNNERDAL, B., and J. C. JANSON, Biochim. biophysica Acta **278**, 175 (1972), **315**, 421 (1973).
[136] LÖNNERDAL, B., L. GILBERG, and B. TÖRNELL, J. Food Sci. **42**, 75 (1977).
[137] LÖÖF, B., and L. A. APPELQVIST in: Rapeseed (Ed. L. A. APPELQVIST, and R. OHLSON), Elsevier Publ. Comp., Amsterdam, London, New York (1972).
[138] MAHESWARI, P. N., D. W. STANLEY, and J. I. GRAY, J. Food Protect. **44**, 459 (1981).
[139] MARQUARD, R., and W. SCHUSTER, Fette, Seifen, Anstrichmittel **83**, 99 (1981).
[140] MARTINEZ, W. H. in: Evaluation of proteins for humans (Ed. C. E. BOCKWELL), AVI Publ. Co., Westport 1977.
[141] MATSUMOTO, T., H. ITCH, and Y. AKIBA, Poultry Sci. **48**, 1061 (1969).
[142] MAURON, J., Dtsch. Lebensmittel-Rdsch. **71**, 27 (1975).
[143] MEDEIROS, H., A. W. KIRLEIS, and R. J. VETTER, J. Amer. Oil Chemists' Soc. **55**, 679 (1978).
[143a] METZGER, H., M. B. SHAPIRO, J. E. MOSIMANN, and J. E. VINTON, Nature **219**, 1166 (1968).
[144] MILLER, R. W., C. H. VAN ETTEN, C. MC GREW, and I. A. WOLFF, J. agric. and Food Chem. **10**, 426 (1962).
[145] MIZUNO, T., Nippon Nogaikayaku Kaishi **32**, 340 (1958).
[146] MORICE, J., Rev. franç. Corps gras **22**, 123 (1975).
[147] MUSTAKAS, G. C., L. D. KIRK, and E. L. GRIFFIN, J. Amer. Oil Chemists' Soc. **39**, 372 (1962).
[148] MYKAYAMA, T., H. KUWAJIMA, and K. MIZUI, J. org. Chem. **31**, 32 (1966).
[149] NAGANO, S., and S. OKAMOTO, J. Japan. Soc. Food Nutrit. **29**, 433 (1976).
[150] NAGASHIMA, S., and M. UCHIYAMA, Bull. Agric. Chim. Soc. Japan **23**, 555 (1959).
[151] NISHIE, K., and M. E. DAXENBICHLER, Food Toxicol. **18**, 159 (1980).
[152] EL NOCKRASHY, A. S., Umschau Wiss. u. Technik **77**, 806 (1977).
[153] EL NOCKRASHY, A. S., K. D. MUKHERJEE, and H. K. MANGOLD, Fette, Seifen, Anstrichmittel **77**, 451 (1975).
[154] NOWAK, H., H. KOZLOWSKA, and J. NOWAK, Roczn. Nauk Roln. A **104**, 2, 7 (1979).
[155] NWOKOLO, R. N., and D. B. BRAGG, Canad. J. Anim. Sci. **57**, 475 (1977).
[156] OGAWA, T., T. HIGASA, and T. HATA, Mem. Res. Inst. Food Sci., Kyoto Univ. 1971.
[157] OGINSKY, E. L., A. E. STEIN, and M. A. GREER, Proc. Soc. Exp. Biol. Med. **119**, 360 (1965).
[158] OHLSON, R., PAG Bulletin **3**, 21 (1973).
[159] OHLSON, R., J. amer. Oil Chemists' Soc. **49**, 522 (1972).
[160] OHLSON, R., Proceed. 5. Intern. Rapeseed Congr. Malmö 1978, Ref. Food Sci. Technol. Abstr. **13**, 2G 127 (1981).
[161] OHTSURU, M., and H. KAWATANI, Agric. biol. Chem. (Japan) **43**, 2249 (1979).
[162] OHTSURU, M., I. TSURUO, and T. HATA, Agric. biol. Chem. (Japan) **33**, 1309 (1969), **36**, 2495 (1972), **37**, 269 (1973).
[163] OLSEN, O., and H. SÖRENSEN, J. agric. Food Chem. **28**, 43 (1980).
[164] OLSEN, O., and H. SÖRENSEN, J. Amer. Oil Chemists' Soc. **58**, 857 (1981).
[165] OLSEN, O., and H. SÖRENSEN, Phytochem. **19**, 1783 (1980).
[166] OLSSON, K., O. THEANDER, and P. AMAN, Swed. J. Agric. Res. **6**, 225 (1976).
[167] PAZKOWSKI, A., Przem. spoz. **31**, 226 (1977).
[168] PLIETZ, P., G. DAMASCHUM, J. J. MÜLLER, and K.-D. SCHWENKE, Europ. J. Biochem., im Druck.
[169] PLIETZ, P., G. DAMASCHUM, and K.-D. SCHWENKE, Internat. J. Biol. Macromol., im Druck.
[170] QUINN, J. R., and J. D. JONES, Canad. Inst. Food Sci. and Technol. J. **9**, 212 (1976).
[171] RAAB, B., Untersuchungen zur Isolierung und Charakterisierung der Albumine aus Sonnenblumen- und Rapssamen, Diss. Techn. Univ. Dresden, Diss. u. Habil-Schrift., Leipzig 1976, 7, S. 44 (1976).

[172] RAAB, B., and K.-D. SCHWENKE, Nahrung **19**, 829 (1975).
[173] RAAB, B., and K.-D. SCHWENKE, in Vorbereitung.
[174] RAMASWARNY, S., J. Food Sci. and Technol. **13**, 24 (1976).
[175] REICHELT, R., K.-D. SCHWENKE, and T. KÖNIG, Studia biophys. **79**, 177 (1980).
[176] RIBEREAU-GAYON, P., Plant phenolics, Hufner Publ. Comp., New York 1972.
[177] RÖBBELEN, G., and G. RAKOW, Fette, Seifen, Anstrichmittel **81**, 197 (1979).
[178] ROGOZINSKA, J., and L. DROZDOWSKA, Fette, Seifen, Anstrichmittel **83**, 439 (1981).
[179] ROTKIEWICZ, D., H. KOZLOWSKA, and L. SWIATEK, Hodlowa Roslin Aklim. Nasien. **20**, 447 (1976).
[179a] RUTKOWSKI, A., Przem. spoz. **33**, 299 (1979), **36**, 8 (1982).
[180] RUTKOWSKI, A., and H. KOZLOWSKA, J. Amer. Oil Chemists' Soc. **56**, 475 (1979).
[181] SALLANS, H. R., J. Amer. Oil Chemists' Soc. **41**, 215 (1964).
[182] SALUNKHE, D. K., and M. T. WU, CRC Crit. Rev. Food Sci. Nutr. **9**, 265 (1977).
[183] SCHULTZ, M., Untersuchungen zur Isolierung und Charakterisierung der Globuline aus Sonnenblumen- u. Rapssamen, Dissert., Humboldt-Univ. Berlin 1975.
[184] SCHWARTZE, P., Naturwissenschaften **36**, 88 (1949).
[185] SCHWENKE, K.-D., Nahrung **19**, 69 (1975).
[186] SCHWENKE, K.-D., Zusammensetzung, Struktur und Eigenschaften von Sonnenblumen- und Rapsproteinen, Dissert. B., Techn. Univ. Dresden 1976.
[187] SCHWENKE, K.-D., and K. J. LINOW, Nahrung **26**, (1982).
[188] SCHWENKE, K.-D., and B. RAAB, Nahrung **27**, 165 (1983).
[189] SCHWENKE, K.-D., K. ELKOWICZ, and W. KOZLOWSKA, Nahrung **23**, 967 (1979).
[190] SCHWENKE, K.-D., B. ENDER, and B. RAAB, Nahrung **17**, 579 (1973).
[191] SCHWENKE, K.-D., B. RAAB and M. SCHULTZ, Studia biophys. **51**, 161 (1975).
[192] SCHWENKE, K.-D., B. RAAB, J. UHLIG, H. TKOCZ, J. BEHLKE, M. BÖTTGER, and U. FREIMUTH, Nahrung **17**, 791 (1973).
[193] SCHWENKE, K.-D., M. SCHULTZ, B. RAAB, and K. J. LINOW, Zeszyty Problemove Posterow Nauk Rolniczych **167**, 49 (1975).
[194] SCHWENKE, K.-D., B. RAAB, K. H. LINOW, W. PÄHTZ, and J. UHLIG, Nahrung **25**, 271 (1981).
[195] SCHWENKE, K.-D., M. SCHULTZ, K. J. LINOW, K. GAST, and D. ZIRWER, Inter. J. Peptide Protein Res. **16**, 12 (1980).
[196] SCHWENKE, K.-D., K. J. LINOW, B. RAAB, M. SCHULTZ, K. GAST, D. ZIRWER, and R. REICHELT, Abh. Akad. Wiss. DDR, All. Math., Naturwiss., Techn. (1981).
[197] SCHWIMMER, S., Acta chem. scand. **15**, 535 (1961).
[198] SEHER, A., Dtsch. Lebensmittel-Rdsch. **73**, 69 (1977).
[199] SEHOVIC, D., K. JOVANOVIC, V. BARIC, L. STOJAK, and B. KOLUDROVIK, Hrana i Ishrana **21**, 47 (1980).
[200] SETH, P. C. C., and D. R. CLANDININ, Brit. Poultry Sci. **14**, 499 (1973).
[201] SIDDIQUI, I. R., and P. J. WOOD, J. Sci. Food Agric. **28**, 530 (1977), Carbohyd. Res. **17**, 97 (1971), **24**, 1 (1972), **36**, 35 (1974), **50**, 97 (1976), **53**, 85 (1977).
[202] SIDDIQUI, I. R., P. J. WOOD, and G. KHANZADA, J. Sci. Food Agric. **24**, 1427 (1973).
[202a] SIMARD, C., and M. BOULET, Canad. Inst. Food Sci. Technol. J. **11**, 16 (1978).
[203] SIMARD, C., and M. BOULET, Canad. Inst. Food Sci. Technol. J. **11**, 45 (1978).
[204] SIMARD, C., Y. DUPONT, and M. BOULET, Canad. Inst. Food Sci. Technol. J. **10**, 326 (1977).
[205] SIMARD, C., Y. DUPONT, and M. BOULET, Canad. Inst. Food Sci. Technol. J. **11**, 38 (1978).
[206] SIMARD, C., Y. DUPONT, and M. BOULET, Canad. Inst. Food Sci. Technol. J. **12**, 66 (1979).
[207] SIMS, R. P. A., J. Amer. Oil Chemists' Soc. **48**, 733 (1971).
[208] SLINGER, S. J., J. Amer. Oil Chemists' Soc. **54**, 94A (1977).
[209] SOSULSKI, F. W., and G. SARWAR, Canad. Inst. Food Sci. and Technol. J. **6**, 1 (1973).
[210] SPENCER, G. F., and M. E. DAXENBICHLER, J. Sci. Food Agric. **31**, 359 (1980).
[211] SRIVASTAVA, V. K., and D. C. HILL, Canad. J. Biochem. **53**, 630 (1975).
[212] SRIVASTAVA, V. K., and D. C. HILL, J. Sci. Food Agric. **27**, 953 (1976).
[213] SRIVASTAVA, V. K., D. C. HILL, and SLINGER, S. J., Ind. J. Nutrit. and Dietet. **13**, 336 (1976).
[214] SRIVASTAVA, V. K., D. J. PHILLNICK, and D. C. HILL, Canad. J. Animal Sci. **55**, 331 (1975).
[215] SRIVASTAVA, V. K., D. J. PHILLNICK, and D. C. HILL, Canad. J. Physiol. Pharmacol. **50**, 373, 952 (1972).
[216] STARON, T., Rev. franç. Corps gras. **22**, 579 (1975).
[217] STANLEY, D. W., T. A. GILL, J. M. DE MAN, and M. A. TUNG, Canad. Inst. Food Sci. Technol. J. **9**, 54 (1976).

[218] STOLLE, G., Züchter **24**, 202 (1954).
[219] SWANLJUNG, P., Acta chem. scand. **26**, 405 (1972).
[220] TAPPER, B. A., and D. B. MAC GIBBON, Phytochemistry **6**, 749 (1967).
[221] THEANDER, O., and P. AMAN, Swed. J. agric. Res. **7**, 69 (1977), **8**, 3 (1978).
[222] THEANDER, O., P. AMAN, G. E. MIKSCHE, and S. YASUDA, J. agric. Food Chem. **25**, 270 (1977).
[223] THIES, W., Fette, Seifen, Anstrichmittel **78**, 231 (1976).
[224] THOMAS, A., J. Amer. Oil Chemists' Soc. **59**, 1 (1982).
[225] THOMKE, S., J. Amer. Oil Chemists' Soc. **58**, 805 (1981).
[226] TKACHUK, R., and G. N. IRVINE, Cereal Chem. **46**, 206 (1969).
[227] TOLLIER, M. T., and GUILBOT, Proceed. 4. Intern. Rapeseed Congr. Gießen 1974, Ref. Food Sci. Technol. Abstr. **10**, 7N 361 (1978).
[228] TOOKEY, H. L., Canad. J. Biochem. **51**, 1654 (1973).
[229] TOOKEY, H. L., and I. A. WOLFF, Canad. J. Biochem. **48**, 1024 (1970).
[229a] TOOKEY, H. L., C. H. VAN ETTEN, J. E. PETERS, and I. A. WOLFF, Cereal Chem. **42**, 507 (1965).
[230] TSURO, I., and T. HATA, Agric. biol. Chem. (Tokyo), **31**, 27 (1967), **32**, 1420, 1425, 479 (1968).
[231] TSURO, I., M. YOSHIDA, and T. HATA, Agric. biol. Chem. (Tokyo) **31**, 18 (1967).
[232] TZAGOLOFF, A., Plant Physiol. **38**, 202 (1963).
[233] UHDE, W., Nahrung **16**, 559 (1972).
[234] UNDERHILL, E. W. u. D. F. KIRKLAND, J. Chromatogr. **57**, 47 (1971).
[235] UPPSTRÖM, B. and SVENSSON, R., J. Sci. Food Agric. **31**, 651 (1980).
[236] VAUGHAN, J. G. and E. J. GORDON, Phytochemistry **8**, 883 (1969).
[237] VAUGHAN, J. G. and A. WAITE, J. exper. Bot. **18**, 100, 269 (1967).
[238] VAUGHAN, J. G., HEMMINGWAY, J. S. and H. J. SCHOLFIELD, J. Linn Soc. (Botany) **58**, 435 (1968).
[239] VOSE, J. R., Cereal Chem. **51**, 658 (1974).
[240] WAGNER, H., HÖRHAMMER, L., and H. NUFER, Arzneimittelforsch. **15**, 453 (1965).
[241] WETTER, L. R., Canad. J. Biochem. Physiol. **35**, 293 (1957).
[242] WOYEWODA, A. D., NAKAI, S. u. E. L. WATSON, Canad. Inst. Food Sci. Technol. J. **11**, 107 (1978).
[243] YOUNGS, C. G. Fats and Oils in Canada, Semi-Annual Rev. **2**, 39 (1967).
[244] YOUNGS, C. G. and A. S. PERLIN, Canad. J. Chem. **45**, 1801 (1967).
[245] YOUNGS, C. G. and L. R. WETTER, J. Amer. Oil Chemists' Soc. **44**, 551 (1967).
[246] ZUKALOVA, H. and J. VASAK, Vyziva Lidu **31**, 44 (1976).

Dr. G. MIETH, Dr. K.-D. SCHWENKE, Dr. BARBARA RAAB und Dr. J. BRÜCKNER, Zentralinstitut für Ernährung, 1505 Bergholz-Rehbrücke, Arthur-Scheunert-Allee 114—116

Eingegangen 3. 11. 1982

Rezensionen

А. И. Китайгородский, П. М. Зоркий и В. К. Бельский: **Строение органического вещества.**

(I. A. Dudka und S. P. Vasser: **Pilze.** Ausstellungsführer) 159 Seiten, 55 Abb., 24 Farbtafeln, 2 Tab. Verlag Naukova Dumka, Kiev 1982, Preis: 70 Kop.; 3,50 M.

Das Sammeln von Pilzen erfreut sich auch in der Ukraine großer Beliebtheit bei der Bevölkerung; kein Wunder, da hier etwa 500 eßbare Arten zu finden sind; leider kommen aber auch über 25 Arten von Giftpilzen vor. Zur Aufklärung der Bevölkerung und zur weiteren Popularisierung des nützlichen Hobbys des Sammelns von Pilzen wird jährlich im Herbst von den Mitarbeitern der Abt. Mykologie und Bryologie des Instituts für Botanik der AdW der Ukrainischen SSR eine Pilzausstellung durchgeführt. Das vorliegende kleine Büchlein ist einmal als Leitfaden durch diese Ausstellung gedacht, soll gleichzeitig aber auch dem Kennenlernen der wichtigsten eßbaren, giftigen und ungenießbaren Pilze dienen. Das Büchlein enthält folgende Kapitel: Morphologie und Anatomie der Pilze (mit Zeichnungen); Nährwert und Inhaltsstoffe; Giftpilze und erste Hilfe bei Pilzvergiftungen; Organisation der Ausstellung. Auf 65 Seiten werden dann 105 Pilzarten mehr oder weniger knapp beschrieben; angegeben sind jeweils der botanische, der russische und der ukrainische Name des Pilzes. Leider können anhand der beigegebenen Schwarz-weiß-Zeichnungen die Pilze nicht einwandfrei bestimmt werden. Auf die Verarbeitung der Pilze (Trocknen, Salzen, Marinieren, Herstellen von Pilzpulver und -extrakt) wird eingegangen. Begrüßenswert sind die Rezepte für etwa 40 Pilzgerichte. Ein Bildteil am Schluß des Bändchens enthält u. a. 76 Farbfotos von Pilzen; allerdings sind die Abbildungen sehr klein (5 × 5 cm), und die Farbwiedergabe entspricht nicht in allen Fällen der Farbe des Originals. Trotz dieser kleinen Mängel kann das Büchlein Interessenten mit russischen Sprachkenntnissen durchaus empfohlen werden.

H. Henschel

M. Heide: **Vegetarische Ernährung.** 3. Aufl., 136 Seiten, 8 Farbtafeln. Hippokrates Verlag, Stuttgart 1982. Preis: 24,80 DM.

Es ist wissenschaftlich erwiesen, daß man sich — entsprechend dem jetzigen Kenntnisstand — auch vegetarisch gesund ernähren kann. Nicht jeder aber wird eine auf ausschließlich pflanzlichen Stoffen basierende Kost auf sich nehmen wollen. So bringt auch dieses Büchlein Rezepturvorschläge und Speisenpläne für eine Ernährung ohne Fleisch, aber mit Eiern und Milch sowie Milchprodukten; der Titel „Vegetarische Ernährung" ist also irreführend.

Der Rezensent hat die ernährungsphysiologische Ausgewogenheit des vorgeschlagenen Ernährungsregimes in Form der Speisenpläne nicht überprüft. Wenn man aber die grundlegenden Ernährungserkenntnisse nicht außer acht läßt, so wird man sich auch mit der hier empfohlenen Gemischtkost richtig ernähren können.

Die „geistige Garnierung" der Rezepturen und Speisenpläne entspricht nicht dem Entwicklungsstand der Ernährungswissenschaft. Schon durch das Geleitwort gewinnt man diesen Eindruck. Das beginnt mit „naturgemäßer Lebensweise", „natürlicher sowie chemisch mißhandelter Nahrung", „naturbelassenen Lebensmitteln", „natürlichen Vitalstoffträgern" sowie „reinen Stoffen" und endet mit der Unter- bzw. Überbewertung einzelner Lebensmittel. Das Literaturverzeichnis bestärkt den Rezensenten noch in seiner Meinung. Das Buch bedarf einer generellen Überarbeitung.

H. Schmandke

Die Nahrung 27, 7, 1983, 699—717

Zentralinstitut für Ernährung in Potsdam-Rehbrücke (Direktor: Prof. Dr. H. SCHMANDKE),
Forschungszentrum für Molekularbiologie und Medizin, Akademie der Wissenschaften der DDR

Fortschrittsbericht
Über die Streckung und Substitution von Fleisch in Wurstwaren und anderen Erzeugnissen aus zerkleinertem Fleisch

J. KROLL und B. GASSMANN

Aus ökonomischer und perspektivischer Sicht ist die Streckung bzw. Substitution von Fleisch in Fleischerzeugnissen eine zwangsläufige und alle Länder betreffende Entwicklung. Alternative Proteine für Fleischprotein sind vor allem pflanzlicher Herkunft. Sie gelangen in Form von Samenmehlen, Konzentraten und eßbaren Strukturen daraus sowie in Form von Isolaten zum Einsatz. Während Isolate vorzugsweise funktionellen Zwecken dienen, werden für die Einsparung von Fleisch die anderen Proteinrohstoffe bevorzugt. Die vorgeschlagenen Streck- und Austauschstoffe sind in unterschiedlichen Mengen verschiedenen Fleischsystemen zugesetzt und erprobt worden. Es wird eine Übersicht über Einzelheiten, Ergebnisse und dazu seit 1973 in der Literatur erschienene Berichte gegeben.

Begriffe und Bezüge

In der DDR werden im weiteren Sinne unter Fleisch alle verzehrsfertigen Schlachttierteile verstanden, d. h. nicht nur die Skelettmuskulatur, sondern auch Binde-, Fett- und Nervengewebe, Knochen, Innereien und Schlachtabschnitte sowie Schlachtfette und Fleischwaren [1]. Ihre Einbeziehung in die lebensmittelrechtliche Begriffsbestimmung für Fleisch ist indessen von Land zu Land verschieden. Ähnlich ist es um die Definition und die Abgrenzung von „Nicht-Fleischprodukten" bestellt, die in Fleischerzeugnisse eingearbeitet werden. Wurstwaren z. B. werden unter dem Begriff Zusatzstoffe Produkte mit ganz verschiedenen Eigenschaften beigefügt. Dazu zählen neben Pökelsalz, Zuckern, Gewürzen und Geschmacksverstärkern namentlich Kutterhilfsmittel, das sind anorganische oder organische Salze, sowie protein- und/oder kohlenhydrathaltige Stoffe, die speziell zur Verbesserung der Wasserbindung und damit zur Gewährleistung hoher Ausbeuten eingesetzt werden. Hinzu kommen jedoch auch Kohlenhydrate (z. B. Grütze) und konventionelle oder unkonventionelle Proteinstoffe, die der Streckung bzw. dem Austausch von Fleisch dienen (Extender, Substitute). Anderen Hackfleischerzeugnissen werden überdies oft protein- und/oder kohlenhydratreiche Stoffe als texturgebende Bindemittel beigemischt (z. B. Eiklar oder in gleicher Weise hitzekoagulierbare Proteine sowie Semmelmehl und andere Getreideprodukte). Erwähnt sei ferner die Möglichkeit, in das rohe Muskelfleisch zur Senkung des Koch- und Bratverlustes mit der Pökellake außer wasserbindenden Salzen von vornherein Fett und Wasser aufnehmendes Pflanzenprotein einzubringen ($\triangleq 2\%$ Protein als Isolat) und dadurch Ausbeutesteigerungen um 20—50% zu erzielen [2—4]. Begrifflich und ursächlich gibt es deshalb weder im Schrifttum noch in der Praxis zwischen

Binde-, Streck- und Austauschstoffen eine Abgrenzung. Das rührt von den unterschiedlichen Betrachtungs- und Vorgehensweisen her.

Verwirrend sind darüber hinaus ungleiche Bezugnahmen. Zum einen werden als Rohstoffe ausschließlich Fleisch- und Fettbestandteile, bei Brühwürsten beispielsweise von Rind, Kalb und Schweinen, gerechnet und deren Summen immer gleich 100 gesetzt. Alle Hilfs- oder Zusatzstoffe werden, als darüber hinaus zugegeben, addiert. Zum anderen erfolgt die Streckung oder Substitution von Fleisch dergestalt, daß vom Brät (Wasser, Fleisch- und Fettbestandteile) bestimmte Anteile abgenommen und durch hydratisierte oder trockene Nicht-Fleischerzeugnisse und Wasser ersetzt werden. In der DDR verfährt man im allgemeinen so, daß lediglich Fleischbestandteile im obigen Sinne als Rohstoffe (entsprechend 100%) angesehen werden. Alle Nicht-Fleischprodukte gelten als Zusatzstoffe [5, 6].

Im folgenden sollen vorzugsweise Streckung und Substitution von Fleisch im Sinne des Ersatzes von Fleischprotein, und zwar von Muskelprotein, durch Fremdproteinrohstoffe betrachtet werden. Darum wird zwischen Fleischstreckung und Fleischaustausch und demzufolge zwischen Extendern und Substituten nicht unterschieden. Zur Höhe des Zusatzes bzw. des Fleischaustauschs ist anzumerken, daß in der Literatur sowohl auf trockene als auch auf hydratisierte Proteinrohstoffe abgehoben wird. Das erklärt manche Differenz in den Aussagen über maximal mögliche Zusatzmengen und Substitutionsgrade.

Gründe, Grundlagen und Grenzen der Fleischeinsparung

Die Substitution von Fleisch in Fleischerzeugnissen ist eine international zu beobachtende Entwicklung, die Mitte der 50er Jahre begann und die in letzter Zeit unter dem Druck der sich verschärfenden Energie-, Rohstoff- und Preissituation eine Beschleunigung erfahren hat. Das Weltaufkommen an Proteinen hat 1980 insgesamt 290 Mio t betragen; davon waren 79% pflanzlicher und 21% tierischer Herkunft [7]. Im Durchschnitt werden 66 kg Protein/Kopf und Jahr bereitgestellt. Davon sind für den Menschen jedoch bestenfalls 40 kg verfügbar [8], weil mit mehr als der Hälfte des Ernteertrages an Pflanzenprotein Tiere gefüttert werden, um in Form von Fleisch, Milch und Eiern bestenfalls 10 kg Protein/Kopf und Jahr aufzubringen. Die mit der Umwandlung von pflanzlichem in tierisches Protein verbundenen Verluste an Protein und Energie sind der Hauptbeweggrund für die Substitution von Fleischprotein durch Pflanzenprotein. Unter industriellen Bedingungen liegt der Energieaufwand pro Kilogramm erzeugtes Protein in der Pflanzenproduktion schließlich um das 8- bis 10fache niedriger als in der Tierproduktion [9]. Ein weiterer Grund für die Substitution von Fleisch sind in Ländern mit hohem Fleischverzehr das Überangebot an tierischen Fetten und das damit verbundene Risiko gesundheitlicher Schäden.

In der Literatur wird eine Vielzahl von Produkten genannt, die für den Fleischaustausch geeignet sein sollen. Sieht man von blut- und milchproteinhaltigen Erzeugnissen (Blutplasma, Vollblutpulver, Blutproteinisolate, Milchpulver, Casein, Milchprotein, Copräzipitat, Molkenpulver, Molkenprotein, Laktalbumin) ab, die im Sinne der vorstehenden volkswirtschaftlichen Überlegungen als Fleischsubstitute nicht plausibel sind, betrifft dies vor allem entfettete Pflanzensamenmehle und daraus gewonnene Proteinisolate, -konzentrate und -strukturate bzw. -texturate. Unter Texturaten werden heute vorzugsweise extrudierte entfettete Samenmehle und unter Strukturaten extrudierte oder anderweitig in kaubare Formen gebrachte Proteinkonzentrate verstanden [4].

Gegenwärtig sind oder werden für Lebensmittelzwecke wissenschaftlich oder technisch etwa 20 pflanzliche Proteinquellen erschlossen [7]. Hinsichtlich der Streckung und Substitution von Fleisch am weitesten fortgeschritten ist die Entwicklung bei folgenden Proteinrohstoffen:

- Sojamehl, -proteinisolat und -konzentrat; texturierte Sojaprodukte
- Erdnußmehl, -proteinisolat und -proteinkonzentrat
- Weizenmehl, -gluten und -proteintexturat
- Rapsproteinkonzentrat
- Sonnenblumenmehl und -proteinisolat
- Erbsenmehl
- Ackerbohnenmehl, -proteinisolat und -konzentrat; texturierte Ackerbohnenprodukte
- Baumwollsamenmehl, -proteinisolat und -proteinkonzentrat; texturiertes Baumwollsamenmehl.

Daneben ist jedoch auch der Einsatz von Einzellerproteinprodukten, Krillproteinpräparaten und Schimmelpilzmyzelien vorgeschlagen worden. Bei den Pilzhyphen wird geltend gemacht, daß sie bereits vom Ursprung her eine fadenförmige Textur besitzen und sich eine weitere Texturierung dadurch erübrigt [10].

Die in Vorschlag gebrachten Produkte sind in unterschiedlichen Mengen (bzw. Austauschquoten) verschiedenen Fleischsystemen zugesetzt und erprobt worden. Über Einzelheiten, Ergebnisse und die entsprechenden Literaturstellen [11—88] unterrichtet die in Tab. 1 für die Jahre ab 1973 vorgenommene Auflistung.

Auf dem Weltmarkt befinden sich z. Z. von 43 Herstellern rund 100 Erzeugnisse zur Streckung bzw. Substitution von Fleisch. 22 der Herstellerfirmen sind in den USA beheimatet [89]. Dort werden auch bereits 10% der Brühwürste mit Extendern versehen [90]. Über die häufig zielgerichtete Gemische darstellenden Proteinrohstoffe hinaus werden vorgefertigte Verschnitte von Fleisch mit Fremdproteinen, verzehrsbereite Produkte (z. B. Pizzas) daraus sowie Vollsimulate (Analoga) angeboten (z. B. Frühstücksfleisch und Wurstwaren, die ausschließlich aus Pflanzenproteinen hergestellt sind) [91].

Da die Einstellung ihrer funktionellen Eigenschaften allein durch Variation der Gewinnungs- und Verarbeitungstechnologie nicht im erwünschten Umfang erreicht werden kann, werden Pflanzenproteine zunehmend derivatisiert und vorzugsweise acyliert [92]. Speziell acetyliertes Ackerbohnenproteinisolat [93] scheint sich wegen seiner fett- und wasserbindenden Eigenschaften gut zur partiellen (mindestens 10%) Fleischsubstitution in Brüh- und Kochwürsten zu eignen.

Die vorgeschlagenen und untersuchten Fleischsubstitute beeinflussen die Merkmale von Fleischbrät in unterschiedlichster Weise. Die entscheidende Einflußgröße ist die Zusatzmenge bzw. der Substitutionsgrad. Als erwünschte Nebeneffekte werden eine Verminderung des Kochverlustes (vermehrte Wasserbindung) und damit eine Ausbeuteerhöhung betrachtet [15, 16, 18, 19, 22, 27, 37, 40, 45, 49, 53, 57, 65, 69, 75, 76, 82, 83]. Von einigen Autoren wird allerdings berichtet, daß infolge der Substitution von Fleisch eine Zunahme des Kochverlustes und auf diese Weise eine Senkung der Ausbeute eingetreten ist [38, 56, 58, 66]. Das Hauptproblem des Fleischaustauschs stellen jedoch die sensorischen Eigenschaften der Endprodukte dar. Zumeist kommt es in Abhängigkeit von der Art des eingesetzten Proteinstoffs zu einer mehr oder weniger starken geschmacklichen Beeinträchtigung [12, 13, 16, 18, 20, 22, 25, 26, 28, 33, 34, 37, 38, 41, 44, 46, 58, 60, 65—67, 69, 72, 76, 78, 80].

Im großen und ganzen scheint die Austauschgrenze in Hackfleischmassen bei 20—25% Fleisch zu liegen, sofern Texturate oder Strukturate eingebracht werden. Konzentrate und

Tabelle 1
Einzelheiten, Ergebnisse und Nachweis der Erprobung von Fleischstreckmitteln und Fleischsubstituten in Erzeugnissen aus zerkleinertem Fleisch

Autor	Jahr	Proteinrohstoff	Menge [%] und Art des Einsatzes	Fleischerzeugnis	Untersuchungsergebnis
BLESSIN u. a. [11]	1973	Maiskeimmehl	1, 3, 5, 10; Zusatz	Bouletten	Proteingehalt der Bouletten nimmt ab
SMITH u. a. [12]	1973	· Sojamehl · Sojaproteinkonzentrat · Sojaproteinisolat · Baumwollsamenmehl · Baumwollproteinkonzentrat · Milchpulver · Fischproteinkonzentrat	3, 5; bezogen auf Endprodukt	Frankfurter Würstchen (aus Schweine- und Rindfleisch 1,5:1)	Beziehungen zwischen funktionellen Eigenschaften der Substitute (vor allem Proteinlöslichkeit) und Eigenschaften der Wurst; Beeinträchtigung der sensorischen Eigenschaften
THOMAS u. a. [13]	1973	· Milch-Copräzipitat · Na-Caseinat · Sojaproteinkonzentrat (Promosoy) · Sojaproteinisolat (Promine D)	20, 40, 60; Substitution	Frischwurst, Frühstücksfleischmasse, gekocht	bei 20%iger Substitution in Frischwurst partielle Verschlechterung der sensorischen Eigenschaften; Frühstückfleisch durch 20%ige Substitution nicht nachteilig beeinflußt (Ausnahme: Na-Caseinat)
JUDGE u. a. [14]	1974	· Sojamehl · Sojaproteinkonzentrat	4, 6; Zusatz, bezogen auf Trockenmasse (mit Wasser 3:1 hydratisiert)	Rindfleisch-Bouletten mit 20 und 30% Fett	weniger Schrumpfung der Bouletten
ANDERSON u. a. [15]	1975	texturiertes Sojaprotein (TSP)	25; Zusatz (Wasser: TSP = 2:1)	Rindfleisch-Bouletten mit 15, 20, 25 und 35% Fett	· Erhöhung der Ausbeute infolge besserer Wasserbindung · Verringerung der Fettbindung
BOWERS u. a. [16]	1975	texturiertes Sojaprotein (TSP)	15, 30; Substitution (Wasser: TSP = 2:1)	Rindfleisch-Bouletten	· je größer die Substitution, desto geringer der Kochverlust und größer die Festigkeit, gleichzeitig Abnahme des Fleischaromas und Zunahme des Sojageschmacks
CROSS u. a. [17]	1975	texturiertes Sojaprotein	12, 5; 20; Substitution	Rindfleisch-Bouletten mit 22 und 25% Fett	· mit zunehmender Substitution Zunahme der Zartheit · Unterschiede im Aroma nicht feststellbar

DRAKE u. a. [18]	1975	texturiertes Sojaprotein (TSP) — Minced 180 —	15, 20, 25; bezogen auf hydratisiertes Produkt	Rindfleisch-Bouletten mit 15, 20, 25 und 30% Fett	· mit Substitution Verringerung des Kochverlustes (Wasserverlust, nicht Fettverlust) · mit der Substitution Verschlechterung des Aromas
HERMANSSON [19]	1975	Sojaproteinisolat (Promine D) Na-Caseinat Molkenproteinkonzentrat	10; Substitution (4 Teile Trockenprodukt + 6 Teile Wasser)	Fleischklopse aus 50% Rind- und Schweinefleisch	Beziehungen zwischen funktionellen Eigenschaften der Substitute (Quellung, Wasserbindung, Gelbildung) und Eigenschaften der Klopse (Wasserverlust, Textur)
JELEN [20]	1975	Lactalbumin	10, 20, 30, 40;, Substitution (mit Wasser auf 30% Feststoff hydratisiert)	Rindfleisch-Bouletten	· mit zunehmender Substitution Verringerung des Kochverlustes, gleichzeitig Abnahme der Scherkraft · bei Substitution > 10% Beeinträchtigung sensorischer Eigenschaften
LAUCK [21]	1975	Molkenproteinkonzentrat Lactalbumin Molkenpulver Sojaproteinisolat (Promine D)	ca. 20; Substitution von 18, 4 Teilen Rindfleisch)	Fleischmischung aus 34% Rind- und 15% Schweinefleisch	· verbesserte Fettbindung durch Substitution · teilweise Erhöhung der Wasserbindung
WILLIAMS u. a. [22]	1975	texturiertes Sojaprotein	30; Substitution	Rind- und Schweinefleischbouletten, Truthahnmasse	Verringerung des Kochverlustes und Aromabeeinträchtigung vor allem bei Schweinefleischbouletten
ANDERSSON [23]	1976	· Mischung von Sojaproteinisolat und -mehl (Dipro F 70) · extrudiertes Sojamehl (Texgran 10000) · Sojaproteinisolat (Promine D) · Rapsproteinkonzentrat · Na-Caseinat	bis 48; Substitution	Bouletten	· mit zunehmender Substitution Abnahme der Härte · gute Übereinstimmung zwischen instrumenteller und sensorischer Beurteilung
GOLTRY u. a. [24]	1976	texturiertes Sojaprotein (SURPO 50)	10, 20, 30; Substitution (hydratisiertes Produkt)	Schweinefleischwürste	Würste mit 10%iger Substitution, gegenüber Kontrolle bevorzugt (Kriterien: Aroma, Saftigkeit)
KOTULA u. a. [25]	1976	· texturiertes Sojaprotein (TSP) · Sojaproteinkonzentrat	20, 30; Substitution	Rindfleisch-Bouletten	· 20%ige Substitution mit TSP tolerierbar, 30%iger TSP-Zusatz nicht · nach 20 und 30%iger Substitution durch das Konzentrat Aromaverschlechterung

Autor	Jahr	Proteinrohstoff	Menge [%] und Art des Einsatzes	Fleischerzeugnis	Untersuchungsergebnis
MOLONON u. a. [26]	1976	texturiertes Baumwollsamenmehl	15, 30; Substitution	Rindfleisch-Bouletten	· Kochverlust aller Proben einschließlich Kontrolle vergleichbar · Textur nach 15%iger Substitution der Kontrolle vergleichbar; 30%ige Substitution verursacht mehlige Konsistenz · mit zunehmender Substitution Hervortreten von Cerealienaroma
MOORE u. a. [27]	1976	· texturiertes Sojaprotein · Sojaproteinisolat · Molkenprotein	1, 2, 3; Zusatz	Rindfleisch-Bouletten mit 1 und 3% NaCl und 0,25% Phosphat	· bei Sojaprodukten mit zunehmender Substitution und NaCl-Konzentration Erhöhung der Ausbeute, gleichzeitig Zunahme der Festigkeit
SMITH u. a. [28]	1976	verschieden texturiertes Sojaprotein (TSP)	20, 25, 30, 35, 40, 45; Substitution (rehydratisierte Produkte)	Rindfleisch-Bouletten mit 20 und 30% Fett	· Anteil an Fett + TSP sollte 50% nicht übersteigen, sonst sensorische Beeinträchtigung · nicht alle Substitute sind gleich gut geeignet (ohne nähere Charakterisierung) · keines der Substitute verbessert die Eigenschaften der Bouletten
GONZALES u. a. [29]	1977	· Baumwollsamenmehl · Baumwollproteinkonzentrat · Baumwollproteinisolat · Sojaproteinisolat · getrocknete Hefe	3, 5; Zusatz	Frankfurter Würstchen	· Ausbeuten nicht wesentlich verändert · geringe Unterschiede im Wasser- und Fettgehalt der Würste · Kontrolle und Wurst mit Baumwollproteinisolat sensorisch am besten
JELEN u. a. [30]	1977	· koagulierte Molkenalbumine	5, 10, 20; Zusatz (hydratisiert auf Wassergehalt von 75%)	Rind- und Schweinefleisch-Bouletten	· Produkte mit 5 und 10%igem Zusatz weichen nicht von der Kontrolle ab · 20%iger Zusatz wirkt sich negativ aus · Schweinefleisch läßt sich besser als Rindfleisch ersetzen

PIZZA u. a. [31]	1977	· Sojaproteinisolat · Caseinat	2,5; 4,7; 5; Zusatz	Fleischemulsionen aus verschiedenen Rind- und Schweinefleischteilen	keine Nachteile
SALAVATULINA u. a. [32]	1977	· Sojamehl · Sojaproteinkonzentrat · Sojaproteinisolat	2; Zusatz; damit Substitution von 6% Fleisch bei Mehl, 8% bei Konzentrat, 10% bei Isolat	Brühwurst	· Verbesserung der Wurststabilität · Nährstoffzusammensetzung verbessert: ≦ 22% Fett, ≧ 12% Protein · mit Proteinkonzentrat Einsparung von 160 kg Fleisch/t Endprodukt
SEIDEMANN u. a. [33]	1977	texturiertes Sojaprotein (TSP)	10, 20, 30; Substitution (Wasser:TSP = 2:1)	Rindfleisch-Bouletten	· 20%ige Substitution tolerierbar, darüber Bohnengeschmack · TSP-Zusatz verbessert Wasser- und verringert Fettbindung
SOFOS u. a. [34]	1977	· texturiertes Sojaprotein (TSP) · Sojaproteinisolat (SPI)	25, 30, 40, 50; Substitution (Wasser:TSP = 2:1, Wasser:Isolat = 4:1)	Wiener Würstchen (unterschiedliche Zusammensetzung bezüglich Rind-, Schweinefleisch und Fett)	· akzeptable Wiener z. B. aus 50% magerem Rindfleisch, 15% Fett, 30% TSP (hydratisiert), 5% SPI (hydratisiert), Salz, Gewürzen (19,0% Protein, 15,7% Fett) · bei TSP-Zusätzen > 25% spezielle Würzung notwendig · Rindfleisch ist besser austauschbar als Schweinefleisch
TORGERSEN u. a. [35]	1977	· Molkenproteinkonzentrat · Erdnußmehl · Einzellerprotein	10, 20, 30, 40, 50; Substitution	Römerbraten (30% Fett, 60% Wasser)	· Beziehungen zwischen funktionellen Eigenschaften im Einkomponenten- und Fleischsystem, (Wasser-, Fettbindung, Textur) · Molkenproteinkonzentrat ungünstig · ideales Substitut: gute Gelfestigkeit nach Erhitzen in 5%iger Suspension, hohe Wasserbindung bei 90 °C, zunehmende Löslichkeit mit Erhöhung der Temperatur
UCHMANN [36]	1977	· Caseinat · Molkenprotein · Trockenmilch · Sojamehl · Sojaproteinkonzentrat · Blutpräparate	keine Angaben	Frankfurter Würstchen	partielle Verminderung der Produktqualität

Autor	Jahr	Proteinrohstoff	Menge [%] und Art des Einsatzes	Fleischerzeugnis	Untersuchungsergebnis
Mc Watters [37]	1977	· Erdnußmehl · Sojamehl · Feldbohnenmehl	5, 10, 15; Substitution	Rindfleisch-Bouletten	· Verringerung des Saftverlustes und Erhöhung der Ausbeute · Verbesserung der Wasserbindung, unterschiedlicher Einfluß auf die Fettbindung · bei Substitution $\gg$ 5% unabhängig vom Mehltyp Verschlechterung der sensorischen Eigenschaften
Baldini u. a. [38]	1978	· texturiertes Sojaprotein (TSP) · Sojaproteinisolat (SPI)	1,5—5,9; Substitution (Wasser:TSP = 2:1; Wasser:SPI 4:1 bei Salami und Mortadella 10, 20, 30; Substitution bei frischer Wurst	· Salami · Mortadella frische Wurst	· bei Salami Verschlechterung der sensorischen Eigenschaften, Gewichtsverlust höher als bei Kontrolle · bei Mortadella kein Gewichtsverlust, jedoch Farbaufhellung und Konsistenzveränderung · bei frischer Wurst bis zu 20% Substitution keine Beanstandungen
Burgess u. a. [39]	1977	texturiertes Molkenproteinkonzentrat	10, 20; Substitution	Brühwurst	keine Beeinträchtigung der sensorischen Eigenschaften
Carlin u. a. [40]	1978	texturierte Sojaproteine	15, 30; Substitution (mit Wasser auf 18% Proteingehalt hydratisiert)	Römerbraten	mit zunehmender Substitution Abnahme des Kochverlustes, gleichzeitig Zunahme der Wasser- und Fettbindung
Cole u. a. [41]	1978	texturiertes Sojaprotein (TSP)	12,5; 20, 30; Substitution	· Bouletten · Römerbraten	· bei 12,5 und 20% TSP gleiche oder bessere Eigenschaften als Kontrolle · bei 30%iger Substitution Aromaverschlechterung
Mc Donald u. a. [42]	1978	· Rapsproteinkonzentrat (RPC) · Sojamehl · Casein	25, 33; Substitution	Mischung aus 50% Rind- und Schweinefleisch	RPC ernährungsphysiologisch höher zu bewerten als die anderen Substitute (Rattenversuche)
El-Sayed u. a. [43]	1978	Baumwollsamenmehl	10; Substitution	Brühwurst	sensorische Eigenschaften unverändert

GRABOWSKA u. a. [44]	1978	Krillprotein	bis 60; Substitution	Brühwurst	· Substitution $\leqq$ 13% wirkt sich nicht negativ auf sensorische und physiologische Eigenschaften aus · 20%ige Substitution verursacht Farbveränderung und Abnahme der Saftigkeit · > 20% Substitution Qualitätsverschlechterung
KOLESNIKOWA u. a. [45]	1978	Na-Caseinat	2,5; Zusatz	Bouletten	verbesserte Wasserbindung; saftiger als Kontrolle
KUNTAR u. a. [46]	1978	· Kartoffelmehl · Milchprotein · Blutplasmapulver	6—10; Zusatz (Kartoffelmehl), 4; Zusatz (Milchprotein)	Brühwurst	· Zusätze von Kartoffelmehl und Milchprotein in Finnland üblich · bei Blutplasmazusatz > 0,5% Beigeschmack
PIZZA u. a. [47]	1978	· Sojaproteinisolat · Na-Caseinat	27; Substitution	Rind-/Schweinefleisch-Mischungen	· Na-Caseinat erhöht Kochstabilität · lösliche Proteine stabilisieren Fleischsysteme
PYROZ u. a. [48]	1978	· Rapsproteinkonzentrat	5, 10, 15; Substitution	Brühwurst	Grenzen des sensorischen Nachweises bei 5—10%iger Substitution
RUIP u. a. [49]	1978	· Na-Caseinat · Sojaproteinisolat	2; Zusatz	Brühwurst (aus Rind- und Schweinefleisch)	Verminderung des Kochverlustes (Sojaproteinisolat besser als Caseinat)
THOMAS u. a. [50]	1978	· Milch-Copräzipitat · texturiertes Sojaprotein · Weizenmehl	30; Substitution (mit Wasser 2:1)	Rindfleisch-Bouletten (mit 20 und 30% Fett)	· Milch-Copräzipitat wird am günstigsten beurteilt, keine Abweichung zur Kontrolle bzw. sogar bessere Qualitätsmerkmale
CHEN u. a. [51]	1979	· Sojaproteine · Fischproteine · Milchproteine · Kückenproteine	Zusatz unterschiedlicher Mengen	Schweinefleischmischungen	Mischung aus Schweinefleisch/Fischprotein/Caseinat/Sojaisolat 3:1:1:1 am günstigsten
COMER [52]	1979	· texturiertes Sojaprotein (Promate 280) · Sojaproteinkonzentrat (GL-301) · Kartoffelstärke · Weizenmehl · Milchpulver	21,0; 47,0; 72,9; Zusatz rehydratisiert (2:1)	Hackfleischmassen aus Rindfleisch	· Beziehungen zwischen funktionellen Eigenschaften der Proteinrohstoffe (Wasserbindung, Gelbildung) und der Fleischsysteme (Stabilität, Textur) erkennbar · Verbesserung der Stabilität der Fleischsysteme, wobei sich gelbildende Substanzen (Stärke, Sojakonzentrat) besonders günstig auswirken

Autor	Jahr	Proteinrohstoff	Menge [%] und Art des Einsatzes	Fleischerzeugnis	Untersuchungsergebnis
		· Na-Caseinat · Blutplasma			· Textur in Abhängigkeit von der Zusatzmenge nachteilig beeinflußt · Emulgiereigenschaften der Proteinrohstoffe korrelieren nicht mit der Stabilität und der Textur der Fleischsysteme
GARDZE u. a. [53]	1979	texturiertes Sojaprotein	2,6; 10; Substitution	Rindfleisch-Bouletten	Verringerung des Saftverlustes
HANSEN [54]	1979	· Kartoffelmehl · Weizenmehl · Milchprotein · Sojaproteine	2—3: Zusatz	Wiener Würstchen (65% Rind- und Schweinefleisch, 25% Wasser, 3% Kartoffel- + Weizenmehl, 2% Milchprotein, 2% Sojaprotein in Form von Mehlen, Konzentraten, Isolaten, 3% Salz, Gewürze)	ökonomische Bewertung
KADANE [55]	1979	· texturiertes Sojaprotein (TSP) · Sojaproteinkonzentrat · Sojaproteinisolat	1,5—7,6; Zusatz (Trockenprodukt)	Frankfurter Würstchen (15—30% Rindfleisch, 0—20% Schweinefleisch 0—2% Isolat, 0—3% Konzentrat, 0—7, 6% TSP)	technologische, ernährungsphysiologische und ökonomische Bewertung
KWASNIEWSKA u. a. [56]	1979	· Sojamehl · Sojaproteinkonzentrat (Promosoy) · Sojaproteinisolat (Promine D, Promine R) · Na-Caseinat · Na-Albuminat · präzipitiertes Milchproteinkonzentrat	20; Substitution	zerkleinertes Rindfleisch mit 23,9 und 30,2% Fett (Ölzusatz)	· Kochverlust gegenüber Kontrolle stets erhöht · Milchproteine ungünstiger als Sojaproteine · Promine R und Milchproteinkonzentrat nicht als Fleischaustauscher geeignet; Beeinträchtigung der rheologischen Eigenschaften
MODIC [57]	1979	texturiertes Sojaprotein	8—10; Substitution	· Teewurst · Sremska-Wurst	· keine nachteiligen Auswirkungen · Gewichtsverluste erniedrigt

PEDRIELLI u. a. [58]	1979	· Sojaproteinisolat · Na-Caseinat · Milchpulver · Milchprotein · Blutplasma	4,8; 16, 32; Substitution	Mortadella aus verschiedenen Rind- und Schweinefleischteilen	· Gewichtsverlust steigt mit Erhöhung des Substitutionsgrades an · sensorische Beeinträchtigung bei 8%iger (Milchprotein) bzw. 16%iger (Sojaisolat und Blutplasma) Substitution; bei 16%iger Substitution durch Caseinat keine Geschmacksverschlechterung
PEZACKI u. a. [59]	1979	Rapsproteinkonzentrat	5, 10, 20; Substitution	Brühwurst	mit Zunahme der Substitution Abnahme des Gehaltes an freiem Wasser im Brät; Plastizität des Bräts steigt an
PIZZA u. a. [60]	1979	· Sojaproteinisolat · Na-Caseinat · Blutplasma · Milchproteine	8, 16, 24, 32, 40; Substitution	Brühwürste aus Rind- und Schweinefleisch (Verhältnis Wasser: Fett: Protein = 50:40:10)	· geschmackliche Beeinträchtigung bei 16%iger (Blutplasma), 24%iger (Sojaisolat) bzw. 30%iger (Na-Caseinat, Milchproteine) Substitution · Stabilität (Fettabscheidung) der Würste stark vom eingesetzten Fleisch abhängig
PIZZA u. a. [61]	1979	· Na-Caseinat · Molkenprotein · Milchpulver	2; Zusatz	Wiener Würstchen aus Rind- und Schweinefleisch mit 20 und 30% Fett	gute Fett- und Wasserbindung, keine sensorischen Veränderungen (Aroma, Farbe, Konsistenz) der Würste
PORTEOUS u. a. [62]	1979	· Sojaproteinisolat (Promine D) · Hefekonzentrat · Milchpulver	0—100; Zusatz	Mischungen aus Rindfleisch und Proteinrohstoffen	· Löslichkeitsabhängigkeit zwischen Fleisch- und Fremdproteinen nicht erkennbar · Fremdproteine schützen Fleischproteine vor der Denaturierung
ROGOV u. a. [63]	1979	Milchproteine	0—20; Zusatz	Brühwürste aus Rind- und Schweinefleisch	· Zusätze bis zu 10% bei Rindfleisch bzw. bis zu 15% bei Schweinefleisch ohne Veränderungen der sensorischen Eigenschaften möglich
RUSIG [64]	1979	Isolat und Fasern (mit Alginat) aus Rinderblutplasma	20, 40; Substitution	frische Wurst aus Rindfleisch	Würste mit Isolat gegenüber Kontrolle sensorisch bevorzugt
SHANER u. a. [65]	1979	· texturiertes Sojaprotein (TSP) · Erbsenmehl (EM)	30; Substitution (Wasser: TSP = 1,5:1 bzw. Wasser: EM = 1:1)	Römerbraten	· Fülle des Fleischaromas nimmt ab · EM verursacht zwar Geschmacksverschlechterung, aber Abnahme des Kochverlustes

Autor	Jahr	Proteinrohstoff	Menge [%] und Art des Einsatzes	Fleischerzeugnis	Untersuchungsergebnis
SEIDEMANN u. a. [66]	1979	· texturiertes Sojaprotein (TSP) · Plasmaproteinisolat (PPI)	1, 10, 20, 30; Substitution (Wasser: TSP = 2:1), Zusatz von PPI: 1 %	Rindfleisch-Bouletten	· bei 20 und 30%iger Substitution durch TSP Verschlechterung der sensorischen Eigenschaften · Kochverlust gegenüber Kontrolle stets erhöht · Zusatz von 1 % PPI bewirkt Verbesserung von Textur, Aroma und Geschmack; negative TSP-Effekte werden durch PPI nicht aufgehoben
TERRELL u. a. [67]	1979	· Sojamehl · texturiertes Sojaprotein · Baumwollsamenmehl (BWM) · texturiertes BWM · Baumwollproteinisolat	10, 30; Substitution	Frankfurter Würstchen	· bei 30%iger Substitution gegenüber Kontrolle stets unerwünschte Eigenschaften · bei 10%iger Substitution in Abhängigkeit von den Substituten partielle Verschlechterung der Textur
TERRELL u. a. [68]	1979	· Baumwollsamenmehl (BWM) · Plasmaproteinisolat (PPI)	30; Zusatz von BWM; 1 und 5; Zusatz von PPI	Frankfurter Würstchen	· Nachteilige Veränderungen physikalischer und Struktureigenschaften durch BWM · Veränderungen partiell durch PPI-Zusatz aufhebbar
MCWATTERS u. a. [69]	1979	· Sojamehl · Erdnußmehl · Feldbohnenmehl (Mehle z. T. dampfbehandelt)	5; Zusatz	Rindfleisch-Bouletten (95 % Rindfleisch, 5 % Mehl)	· Erhöhung der Ausbeute infolge verbesserter Wasserbindung · Fettbindung wenig beeinflußt · Dampfbehandlung der Mehle bewirkt Verbesserung der sensorischen Eigenschaften der Endprodukte
LEE u. a. [70]	1980	· Molkenpulver · ultrafiltrierte Molkenproteine · Milchpulver	Brätmischung enthält jeweils 10,6 % der Trockenpräparate	Brät aus Rind- und Schweinefleisch (1:1)	· keine Texturunterschiede · graduelle Unterschiede in Zartheit, Saftigkeit und Aroma

Muschiolik [71]	1980	· Weizenvitalgluten · Volleipulver · Eiklarpulver · Schweine- und Rinderblutplasma · Micora · Ackerbohnenproteinisolat · Sojaproteinisolat (Promine D)	2; Zusatz (Trockenpräparate)	Modellbrät aus Rindfleisch (22 g Fleisch, 5 g Fett, 8 ml 9%ige NaCl-Lösung)	· in Abhängigkeit von den Zusatzstoffen Veränderung der Festigkeit, der Wasser- und Ölbindung
Nedelikovic u. a. [72]	1980	· Na-Caseinat (EM-6) · Brauhefe-Proteinpräparat (Belvit S) · Sojaproteinisolat (Supro 500 E)	keine Angaben	Frankfurter Würstchen (aus Hühnerfleisch)	· bei Na-Caseinat geringster Kochverlust, höchster Verlust bei Sojaisolat-Zusatz · bei Na-Caseinat Verbesserung der Konsistenz · bei Brauhefepräparat Verbesserung von Geruch und Geschmack · bei Sojaisolat unerwünschte sensorische Auswirkungen
Patel u. a. [73]	1980	· texturiertes Sojaprotein (TSP) · Milchpulver	10, 20, 30; Substitution (Wasser:TSP = 1,5:1)	Frankfurter Würstchen (aus Rind- und Schweinefleisch)	· 10%ige Substitution tolerierbar · 20 und 30%ige Substitution bewirkt weiche Konsistenz, Fettabsatz und schwieriges Schälen · durch Milchpulverzusatz teilweise Aufhebung der TSP-Auswirkungen
Perovic u. a. [74] (zitiert: Turnbatovic u. a. 1980)	1980	· Brauhefe-Proteinpräparat (Belvit S) · Blutplasmapulver · Ganzblutpulver	2; Zusatz	Fleisch-Fett-Brät	· Belvit S vermindert Wasser- und Fettabsatz · Blutplasma vermindert Wasser-, jedoch nicht Fettzusatz · Kombination Belvit S/Blutplasma 70:30 vermindert Wasserverlust und verhütet Fettabsatz
Raymond u. a. [75]	1980	Weißei (nativ und denaturiert)	40; Substitution (hydratisiert mit Wasser 1,5:1 bzw. 3:1)	Rindfleisch-Schweinefett-Mischungen	· Verringerung des Kochverlustes, Erhöhung der Ausbeute bei 1,5:1-Produkt · bei 3:1-Produkt geringere Kochstabilität
Ambrosiadis u. a. [76]	1981	Sojaprodukte (Mehle, Texturate, Konzentrate, Isolate)	20, 30; Substitution (mit Wasser 2:1 hydratisiert)	Hamburger (67% Hackfleisch, 7,5% Sojamehl 15% Wasser)	· Verminderung der Brat- und Kochverluste sowie Verbesserung der Struktur · Geschmacksbeeinträchtigung (Übersichtsarbeit)

Autor	Jahr	Proteinrohstoff	Menge [%] und Art des Einsatzes	Fleischerzeugnis	Untersuchungsergebnis
				· Frühstücksfleisch mit 5% Soja- und 11% Getreidemehl · Rindfleischwürste mit 5% Sojamehl und 14% Getreidemehl	
COMER u. a. [77]	1981	· texturiertes Sojaprotein · Sojaproteinkonzentrat · Sojaproteinisolat · Na-Caseinat · Kartoffelstärke · Milchpulver · Hartweizenmehl	6,2; Zusatz des Trockenproduktes	· Wiener Würstchen · Brühwurst in Dosen	Beziehungen zwischen funktionellen Eigenschaften der Zusatzstoffe (ausgedrückt in einer Skala von Protein-Qualitäts-Faktoren) und Eigenschaften der Fertigprodukte erkennbar
HAND u. a. [78]	1981	· Weizengluten · Sojaproteinisolat	13; Substitution (mit Wasser auf Protein gehalt von 22,5% hydratisiert)	Beefsteaks unter Verwendung von Kochsalz, Trinatriumphosphat und hydrolysiertem Protein	· off-Flavour nach Isolat-, nicht nach Glutenzusatz · keine eindeutige Wirkung auf den Kochverlust · Weizengluten geeignetes Substitut
RAEUBER u. a. [79]	1981	Proteinstrukturat (Copräzipitat) aus E-Milch, Molke und Blutplasma	5, 10, 15, 20; Zusatz	Jagdwurst	Zusätze bis zu 15% ohne Schwierigkeit möglich; 10%iger Zusatz optimal
TERRELL u. a. [80]	1981	· Baumwollsamenmehl A (65% Protein) · Baumwollsamenmehl B (70% Protein) · Baumwollproteinisolat	5, 10, 15; Substitution (mit Wasser auf Proteingehalt von 15% gebracht)	Frankfurter Würstchen	· Verringerung der Festigkeit, weichere Struktur, Beeinträchtigung der sensorischen Eigenschaften · Mehle wirken sich negativer aus als Isolat
WAGGLE u. a. [81]	1981	Sojaprodukte	1—4; Zusatz	· Frankfurter Würstchen · Bouletten	keine Nachteile
WILLS u. a. [82]	1981	· Sonnenblumensamenmehl · Sonnenblumenproteinisolat	Austausch von 4 g Gluten durch a) 5,5 g Sbl.-Mehl	Brühwurst Grundrezeptur: 75 g Rind,	· Erhöhung der Ausbeute durch alle 3 Austauschprodukte · Erhöhung der Brätstabilität durch

		· Weizengluten · Sojaproteinisolat (Promine D)	b) 3,5 g Sbl.-Isolat c) 3,5 g Promine D	15 g Wasser, 4 g Gluten, 5 g Stärke, 2 g NaCl	Sbl.-Produkte · bei Sbl.-Isolat Dunkelfärbung der Bräte
ZIPRIN u. a. [83]	1981	Mehle, Konzentrate und Isolate aus Erdnüssen, Sojabohnen und Baumwollsamen	10; Substitution (mit Wasser 2:1 hydratisiert)	Rindfleisch-Bouletten	· stets Erhöhung der Ausbeute · sensorische Eigenschaften nicht nachteilig verändert · verzögerte Ranzigkeit
HUSSEIN u. a. [84]	1982	Erdnußmehl	10, 20; Substitution	Wurst	Textur und sensorische Eigenschaften unbeeinflußt
KEMPTON u. a. [85]	1982	· texturiertes Sojamehl (Centrex 300) · Sojaproteinkonzentrat (Pro-Fam 70/HS) · Hefe (Torutein)	12,5; 25; Proteinaustausch	Wiener Würstchen	Verhinderung der typischen Fett- und Proteinmatrix
NACZK u. a. [86]	1982	Fischproteinkonzentrat und -isolat aus Kabeljau	10, 15, 20; Substitution	Brühwurstbrät	· 15 %ige Substitution ohne Einfluß auf Kochverlust und rheologische Eigenschaften · sensorische Beeinträchtigung durch 10 %ige Substitution bei Isolat und 20 %ige Substitution bei Konzentrat
SAWOSTIN u. a. [87]	1982	Erbsenmehl	5, 10; Substitution	· Brühwurst · Kochwurst · Pasteten · Konserven	sensorische Eigenschaften unverändert
TOLSTOGUSOW u. a. [88]	1982	Fleischaustauscher mit poriger Struktur aus Fleischnebenprodukten und Milchprotein	30, 50; Substitution	Brühwurst	· 30 %ige Substitution ohne Veränderung der Technologie möglich · selbst bei 50 %iger Substitution bleiben die rheologischen Eigenschaften unverändert

proteinreiche Samenmehle können Produkten aus zerkleinertem Fleisch und speziell Brühwürsten zur Verminderung des Einsatzes an Fleisch ohne sensorische Beeinträchtigungen selten mehr als in Anteilen von 2 bis 5% zugesetzt werden. Für einen weitergehenden Fleischaustausch sind offenbar faserförmig strukturierte Proteine erforderlich. Proteinisolate dienen vor allem funktionellen Zwecken. Sie sind darauf gerichtet, in Beimengungen um 2% speziell die Wasser- und Fettbindung zu erhöhen und auf diese Weise das Gefüge zu verbessern und die Ausbeute zu steigern. Das Einsatzspektrum der verfügbaren Proteinrohstoffe wird außerdem stark von betriebswirtschaftlichen Überlegungen bestimmt. Sie machen die zunehmende Hinwendung zu Konzentraten und entfetteten Samenmehlen sowie einfach daraus herzustellenden kaubaren Produkten verständlich.

Über die gesetzliche Regelung der Verarbeitung von Fremdproteinen in Fleischerzeugnissen gibt es international weder einheitliche Auffassungen noch Verfahrensweisen [94 bis 98].

Summary

J. KROLL and B. GASSMANN: On the extension and the substitution of meat in sausages and other comminuted meat products

From the economical and perspective point of view the extension and the substitution of meat in comminuted meat products respectively represent a constrained development for all countries on the globe. Above all vegetable proteins are alternatives of meat protein. Increasingly they have been incorporated in meat products as flours and protein concentrates as well as textured flours and structered concentrates and at last they have been applied as protein isolates. Structured concentrates are extruded products but can be made to have a fibrous or laminar rather than an sponge structure. The traditional uses of protein isolates in meat products particularly utilize their functional properties (i.e. of binding, emulsifying and gelling) whereas the other proteinacous raw materials are ideally suited for replacing meat. Extenders and substitutes proposed have been tested in different amounts and in various meat systems. In the paper details, results and reports having been published since 1973 are reviewed and discussed.

Резюме

Ю. Кролль и Б. Гассманн: Дополнение и замещение мяса в колбасных продуктов и других изделиях из имелченного мяса

С точки зрения экономики и перспективы развития разведение или замещение мяса в мясных продуктах является неизбежным и касающихся всех стран развитием. Алтернативными белками для мясных белков в первую очередь являются растительные белки. Они используются в форме семенной муки, концентратов и съедобных структур из них а также в форме изолятов. В то время, как изоляты преимущественно служат функциональным целям, для экономии мяса предпочитается остальное белковое сырье. Предложенные доплнители и замещающие вещества добавлялись в различных количествах разным системам мяса и подвергались испытанию. Дается обзор деталей, результатов и напечатанных с 1973 года по этому вопросу в литературе сообщений.

Literatur

[1] GASSMANN, V., Fleisch und Fleischerzeugnisse, S. 48, in: CL. FRANZKE, Lehrbuch der Lebensmittelchemie, Bd. 2, Die Lebensmittel. Akademie-Verlag, Berlin 1982.
[2] DESMYTER, E. A., und T. J. WAGNER, J. Amer. Oil Chemist's Soc. **56**, 334 (1979).
[3] KADANE, V. V., J. Amer. Oil Chemist's Soc. **56**, 330 (1979).
[4] NOWACKI, J. A., J. Amer. Oil Chemist's Soc. **56**, 328 (1979).

[5] SELLNER, R., und H. KRUEGER, Fleisch **33**, 33 (1979).
[6] KRUEGER, H., Fleisch **35**, 140 (1981).
[7] GASSMANN, B., Nahrung **27**, 351 (1983).
[8] LISCHENKO, V. F., J. Amer. Oil Chemist's Soc. **56**, 178 (1979).
[9] GASSMANN, B., und H. GROSS, Ernährungsforsch. **27**, 35 (1982).
[10] GELLENDER, H., Chemistry International **1981** 21.
[11] BLESSIN, C. W., W. J. GARCIA, W. L. DEMTHERAGE, J. F. CAVINS und G. E. INGLETT, J. Food Sci. **38**, 602 (1973).
[12] SMITH, G. C., H. JUHN, Z. L. CARPENTER, K. F. MATTIL und C. M. CATER, J. Food Sci. **38**, 849 (1973).
[13] THOMAS, M. A., P. A. BAUMGARTNER, P. W. BOURD und P. G. GIPPS, J. Food Technol. **8**, 175 (1973).
[14] JUDGE, M. D., C. G. HAUGH, G. L. ZACHARIAH, C. E. PARMELEE und R. L. PYLE, J. Food Sci. **39**, 137 (1974).
[15] ANDERSON, R. H., und V. D. LIND, Food Technol. **29**, **44** (1975).
[16] BOWERS, J. A., und P. P. ENGLER, J. Food Sci. **40**, 624 (1975).
[17] CROSS, H. R., M. S. STAUFIELD, A. ARS, E. C. GREEN, J. M. HEINEMEYER und A. B. HOLLICK, J. Food Sci. **40**, 1331 (1975).
[18] DRAKE, S. R., L. C. HINNERGARDT, R. A. KLUTER und P. A. PROLL, J. Food Sci. **40**, 1065 (1975).
[19] HERMANSSON, A. M., J. Food Sci. **40**, 611 (1975).
[20] JELEN, F., J. Food Sci. **40**, 1072 (1975).
[21] LAUCK, R. M., und M. E. ZABIK, J. Food Sci. **40**, 736 (1975).
[22] WILLIAMS, J. Food Sci. **40**, 502 (1975).
[23] ANDERSSON, Y., Food Sci. and Technol. Abstr. **10**, 8 G 537 (1976).
[24] GOLTRY, S. J., W. C. STRINGER und R. E. BALDWIN, J. Food Sci. **41**, 973 (1976).
[25] KOTULA, A. W., G. G. TWIGG und E. P. YOUNG, J. Food Sci. **41**, 1142 (1976).
[26] MOLONON, B. R., und J. A. BOWERS, J. Food Sci. **41**, 1263 (1976).
[27] MOORE, S. L., D. M. THENO, C. R. ANDERSON und G. R. SCHMIDT, J. Food Sci. **41**, 424 (1976).
[28] SMITH, G. C., W. H. MARSHALL, Z. L. CARPENTER, R. E. BRANSON, J. Food Sci. **41**, 1148 (1976).
[29] GONZALES, R. R., und H. D. NAUMANN, Philippine J. Nutrit. **30**, 17 (1977).
[30] JELEN, P., und D. MC INTYRE, J. Food Sci. **42**, 281 (1977).
[31] PIZZA, A., und R. PEDRIELLI, Ind. Conserve **52**, 32 (1977).
[32] SALAVATULINA, R. M., T. J. MEDVEDERA und N. A. ZHISHOKINA, Myasnaya Indust. SSSR **No. 9**, 13 (1977).
[33] SEIDEMANN, S. C., G. C. SMITH und Z. L. CARPENTER, J. Food Sci. **42**, 197 (1977).
[34] SOFOS, J. N., I. NODA und C. E. ALLEN, J. Food Sci. **42**, 879 (1977).
[35] TORGERSEN, H., und R. T. TOLEDO, J. Food Sci. **42**, 1615 (1977).
[36] UCHMAN, W., Roczniki Akad. Roln. Poznanin Rozpramy Naukowe No. 80 (1977), zit. in: Food Sci. and Technol. Abstr. **12**, 2 S 185 (1980).
[37] MC WATTERS, K. M., J. Food Sci. **42**, 1492 (1977).
[38] BALDINI, P., und A. PORETTA, Ind. Conserve 53, 267 (1978).
[39] BURGESS, K., G. DOWNEY und S. TUCHY, Farm and Food Res. **9**, (3) 54 (1978).
[40] CARLIN, F., Y. ZIPRIN, M. E. ZABIK, L. KRAGT, A. POLSIRI, J. BOWERS, B. RAINEY, F. DUYNE und A. K. PERRY, J. Food Sci. **43**, 830 (1978).
[41] COLE, M. S., Cereal Food World **23** (9), 535 (1978).
[42] MC DONALD, B. E., S. A. LIEDEN und K. ANJON, Nutrit. Rep. internat. **18**, 51 (1978).
[43] EL-SAYED, K., A. E. SALEM und A. A. BARY, Alexandria J. Agric. Res. **26**, 641 (1978), zit. in: Food Sci. and Technol. Abstr. **13**, 11 M 1182 (1978).
[44] GRABOWSKA, J., und DUNAJSKI, zit. in: Fleischwirtschaft **58**, 1945 (1978).
[45] KOLESNIKOWA und USPONDSHAJA, zit. in: Fleischwirtschaft **58**, 628 (1978).
[46] KUNTAR, RÄMÖ und TUOMINEN, zit. in: Fleischwirtschaft **58**, 628 (1978).
[47] PIZZA, A., R. PEDRIELLI und A. TAGLIAVIN, Ind. Conserve **53**, 17 (1978).
[48] PYROZ, J., und W. PEZACKI, Gospodarka Miesna **30** (10), 19 (1978), zit. in: Food Sci. and Technol. Abstr. **12**, S 468 (1980).
[49] RUIP, J., G. GANTNER, Z. REDEY, L. KÖRMENDY und G. MIKALYI, Husipar **27**, 180 (1978), zit. in: Fleischwirtschaft **61** (2), 280 (1981).
[50] THOMAS, M. A., R. MC BRIDE, A. D. TURNER und G. H. ABAD, J. Food Sci. **43**, 162 (1978).
[51] CHEN, M. T., und Y. Y. TSENG, J. Chinese Agric Chem. Soc. **17**, (3/4) 149 (1979), zit. in: Food Sci. Technol. Abstr. **13** 1 S 35 (1981).

[52] COMER, F. W., Can. Inst. Food Sci. Technol. J. **12**, 157 (1979).
[53] GARDZE, C., J. A. BOWERS und J. F. CANL, J. Food Sci. **44**, 460 (1979).
[54] HANSEN, O. K., J. Amer. Oil Chemist's Soc. **56** (3), 184 (1979).
[55] KADANE, V. V., J. Amer. Oil Chemist's Soc. **56** (3), 330 (1979).
[56] KWASNIEWSKA, J., N. BARYLKO-PIKIELNA, B. JACORZYNSKI und L. ZAWADZKA, Acta aliment. pol. **5**, 21 (1979).
[57] MODIC, P., J. Amer. Oil. Chemist's Soc. **56** (3), 414 (1979).
[58] PEDRIELLI, R., A. PIZZA und M. MONTUSCHI, Ind. Conserve **54**, 204 (1979).
[59] PEZACKI, W., u. J. PYROZ, Przemysl Spozywozy **33** (6), 213 (1979).
[60] PIZZA, A., R. PEDRIELLI und M. MONTUSCHI, Ind. Conserve **54**, 15 (1979).
[61] PIZZA, A., R. PEDRIELLI und M. MONTUSCHI, Ind. Conserve **54**, 313 (1979).
[62] PORTEOUS, J. D., und J. R. QUINN, Canad. Inst. Food Sci. and Technol. J. 12, 203 (1979).
[63] ROGOV, J. A., A. P. ROSLOVA, S. ELCHUVEJDZH, T. G. DENISKINA und V. A. JASYRAVA, Proc. 25. Europ. Meeting of Meat Res. Workers 1979, II.
[64] RUSIG, O., Meat Sci. **3**, 295 (1979), zit. in: Fleischwirtschaft **60** (2), 291 (1980).
[65] SHANER, K. M., und R. E. BALDWIN, J. Food Sci. **44**, 1191 (1979).
[66] SEIDEMANN, S. C., G. C. SMITH, Z. L. CARPENTER und C. W. DILL, J. Food Sci. **44**, 1032 (1979).
[67] TERRELL, R. N., J. A. BROWN, Z. L. CARPENTER, K. F. MATTIL und C. W. MONAGLO, J. Food Sci. **44**, 865 (1979).
[68] TERRELL, R. N., P. J. WEINBLATT, G. C. SMITH, Z. L. CARPENTER, C. W. DILL und R. G. MORGAN, J. Food Sci. **44**, 1041 (1979).
[69] MC WATTERS, K. H., und E. K. MEATON, J. Amer. Oil Chemist's Soc. **56**, 86 A (1979).
[70] LEE, A., R. Y. CANNON und D. L. HUFFMAN, J. Food Sci. **45**, 1278 (1980).
[71] MUSCHIOLIK, G., Zur Untersuchung des Einflusses von Proteinen auf die funktionellen Eigenschaften von Mehrkomponentensystemen, Dissertation B, Humboldt-Universität Berlin, 1980.
[72] NEDELIKOVIC, L., N. KISEC und F. STANKOVIC, Technologija mesa **21**, 62 (1980).
[73] PATEL, K. M., R. A. MERKEL, A. E. REYNOLDS und L. G. YOUNGS, Canad. Inst. Food Sci. and Technol. J. **13** (1), 5 (1980).
[74] PEROVIC, M., L. TURUBATOVIC, M. JAKOVLJEVIC und S. SEKIS, Technologija mesa **21**, 43 (1980).
[75] RAYMOND, D. P., C. J. RANDALL und P. W. VOISEY, Canad. Inst. Food Sci. and Technol. J. **13**, 174 (1980).
[76] AMBROSIADIS, J., Fleischwirtschaft **61**, 190 (1981).
[77] COMER, F. W., und S. DOMPSTER, Canad. Inst. Food Sci. and Technol. J. **14** (4), 295 (1981).
[78] HAND, L. W., C. H. CRENWELGE und R. N. TERRELL, J. Food Sci. **46**, (4), 1004 (1981).
[79] RAEUBER, H.-J., G. LOHAGWAA und S. KUMMER, Fleischwirtschaft **35**, 32 (1981).
[80] TERRELL, R. N., R. L. SWASDEE, P. J. WAN und E. W. LUSAS, J. Food Sci. **46**, 245 (1981).
[81] WAGGLE, D. H., C. D. DECKER und C. W. KOLAR, J. Amer. Oil Chemist's Soc. **58** (3), 341 (1981).
[82] WILLS, R. B. H., und M. KABIRULICH, J. Food Sci. **46** (6), 1657 (1981).
[83] ZIPRIN, Y. A., K. S. RHEE, Z. L. CARPENTER, R. L. HOSTETLER, R. N. TERRELL, J. Food Sci. **46** (1), 58 (1981).
[84] HUSSEIN, M. A., M. B. DOMA, T. M. DESSOUHI und A. M. HASSAN, 27. Europäischer Fleischforscherkongreß, Wien, zit. in: Fleischwirtschaft **62**, 328 (1982).
[85] KEMPTON, A. G., D. R. POLONENKO und J. BISSONNETTE, Can. Inst. Food Sci. Technol. J. **15** 85 (1982).
[86] NACZK, M., M. SADOWSKA, Z. SIKORSKI und H. ZIMINSKA, 27. Europäischer Fleischforscherkongreß, Wien, zit. in: Fleischwirtschaft **62**, 329 (1982).
[87] SAWOSTIN, A. S., u. a., 27. Europäischer Fleischforscherkongreß, Wien, zit. in: Fleischwirtschaft **62**, 328 (1982).
[88] TOLSTOGUSOW, W. B., W. T. DIANOWA, N. G. KROCHA und W. B. STULBOJ, 27. Europäischer Fleischforscherkongreß, Wien, zit. in: Fleischwirtschaft **62**, 328 (1982).
[89] MUSCHIOLIK, G., persönliche Mitteilung.
[90] BROWN, W. L., J. Amer. Oil Chemist's Soc. **56**, 316 (1979).
[91] GALLIMORE, W. W., J. Amer. Oil Chemist's Soc. **56**, 181 (1979).
[92] SCHMANDKE, H., B. HARTMANN und M. SCHULTZ, Nahrung **25**, 479 (1981).
[93] SCHMANDKE, H., R. MAUNE, G. SCHMIDT, M. SCHULTZ und J. PROLL, Nahrung **21**, 901 (1977).
[94] WARD, A. G., J. Amer. Oil Chemist's Soc. **56**, 196 (1979).
[95] ROBERTS, L. H., J. Amer. Oil Chemist's Soc. **56**, 201 (1979).
[96] ROBERTS, H., J. Amer. Oil Chemist's Soc. **56**, 206 (1979).

[97] BRINCKER, A., J. Amer. Oil Chemist's Soc. **56**, 211 (1979).
[98] HUTCHINSON, J., J. Amer. Oil Chemist's Soc. **56**, 227 (1979).

Dr. J. KROLL und Prof. Dr. B. GASSMANN, Zentralinstitut für Ernährung der AdW der DDR, DDR-1505 Bergholz-Rehbrücke, Arthur-Scheunert-Allee 114/116

Eingegangen 5. 11. 1982

Rezensionen

D. SEIDLER und J. BAUMGART: **Quantitativer spezifischer Schnellnachweis von Mikroorganismen in Lebensmitteln durch ein Immun-Chemilumineszenz-Verfahren.** 38 Seiten, 5 Abb., 7 Tab., Westdeutscher Verlag 1982. Preis: 9,— DM.

Übersichtlich und konzentriert werden Problemstellung sowie ein neues Verfahren zur raschen, selektiven und quantitativen Erfassung bestimmter Mikroorganismenarten der Gattungen *Pediococcus, Leuconostoc, Streptococcus* und *Lactobacillus* dargestellt. Die Keime dieser Gattungen sind wegen ihrer morphologischen und biochemischen Verwandtschaft auch mit Selektivmedien quantitativ nicht genau trenn- und erfaßbar. In Anbetracht der trotz verbesserter hygienischer Maßnahmen in den letzten 10 Jahren beobachteten Zunahme von Lebensmittelvergiftungen wäre eine quantitative Schnellbestimmung dieser Keime von Bedeutung, insbesondere hinsichtlich einer teilweise erfolgenden Bildung von biogenen Aminen sowie generell wegen ihrer technologischen Bedeutung.

Dieser Bericht informiert über Material, Geräte und Methoden zur enzymimmunologischen Markierung von Bakterienzellen, über die PAP (Kaninchen-Peroxydase-Antiperoxydase)-Markierungsmethode sowie die damit erhaltenen eigenen Resultate beim quantitativen Nachweis von Meerrettich-Peroxydase über Photonenfreisetzung im System „Lumanol"/Hydrogenperoxyd mit Biolumineszenzmaßgeräten. Danach sind Bakterien unter Anwendung enzymimmunologischer Techniken wie auch der hier angeführten Immun-Chemilumineszenzmethode spezifisch über eine Markierung mit Peroxydase nachweisbar und quantitativ auszählbar. Das vorgeschlagene Immun-Chemilumineszenz-Verfahren dürfte nach Angabe der Autoren jedoch erst praxisreif werden, wenn weitere Untersuchungen über die Zahl der bislang noch relativ wenig bekannten antigenen Detergentien Aufschluß geben.

J. BENDIG

А. И. КИТАЙГОРОДСКИЙ, П. М. ЗОРКИЙ и В. К. БЕЛЬСКИЙ: **Строение органического вещества.**

(A. I. KITAJGORODSKIJ, P. M. ZORKIJ u. V. K. BEL'SKIJ: **Aufbau organischer Stoffe. Daten der Strukturuntersuchungen 1971—1973).** 511 Seiten, 1043 Abb., 51 Tab., Verlag „Nauka", Moskau 1982. Preis: 6,60 R, 33,— M.

Das vorliegende Nachschlagewerk („COB-82") ergänzt die erste Publikation der Autoren („COB-80"), die die Strukturdaten organischer Verbindungen aus den Veröffentlichungen der Jahre 1929—1970 enthält. Der rasche Fortschritt auf dem Gebiet der Röntgen-Strukturanalyse drückt sich in der Zahl der publizierten und in beiden Bänden ausgewerteten Literaturzitate aus. So waren aus den 42 Jahren von 1929—1970 2017 Arbeiten und aus den 3 Jahren von 1971—1973 1676 Arbeiten zu berücksichtigen. Mit der Verbesserung der Meßtechnik und der Automatisierung der Diffraktometer sind aber auch die Präzision der Angaben gestiegen und die Unsicherheitsfaktoren bei der Bestimmung von zwischenatomaren Abständen und Valzenwinkeln verringert worden.

Die referierten Verbindungen sind nach 6 Kristallklassen (triklin, monoklin, orthogonal, tetragonal, hexagonal, kubisch) geordnet. Der Referatetext, der die Summenformel, das Originalzitat sowie Angaben über Atomkoordinaten, zwischenatomare Abstände und Valenzwinkel enthält, wird durch eine große Zahl von Strukturskizzen ergänzt. Ein anschließender Tabellenteil (51 Tabellen) enthält die Strukturdaten nach Verbindungsklassen geordnet. Ein sehr nützliches Register der Summenformeln der behandelten Verbindungen beschließt den Band.

K. D. SCHWENKE

Improvement of Oil-Seed and Industrial Crops by Induced Mutation. 353 Seiten, zahlreiche Tabellen. International Atomic Energy Agency, Vienna 1982, Preis: 600,— ÖS.

Das Buch beinhaltet Vorträge, die von Experten anläßlich des Advisory Group Meeting der Joint FAO/IAEA Division of Isotope and Radiation Application of Atomic Energy for Food and Agricultural Development vom 17.—21. 11. 1980 in Wien gehalten worden sind. In 6 Komplexen wurden abgehandelt:

— Allgemeine Aspekte des Aufkommens, Bedarfs, Anbaus und der Züchtung von Ölsamen und Ölfrüchten mit Reflexion auf deren Zusammensetzung.

— Die genetische Aufwertung überwiegend zur Speiseölgewinnung verwendeter Ölpflanzen (Erdnüsse, Sesam-, Rizinus-, Sonnenblumen-, Safflor-, Rapssamen, Olivenfrüchte u. a.) einschließlich der Mycotoxin-Problematik.

— Die genetische Aufwertung überwiegend zur Gewinnung technischer Öle und anderer Rohstoffe genutzter Pflanzen (Baumwolle, Cuphea, Jute u. a.) auch von pharmazeutischer Relevanz (Datura, Papaver, Mentha, Ocimum u. a.).
— Qualitätsanforderungen an Ölsaaten für den Nahrungsmittel- und technischen Sektor.
— Die Züchtung höherer Pflanzen zur Biomasseproduktion.
— Die publizierten Schlußfolgerungen und Empfehlungen der Fortschrittsberichte sind nicht nur für die speziellen Zielgruppen der Pflanzenzüchter und Fettspezialisten eine Informationsquelle, sondern stellen auch für interessierte Randgruppen, wie Lebensmittelchemiker, eine gute Übersicht bezüglich des aktuellen Standes und des perspektivischen Trends der genetischen Manipulation von Kulturpflanzen dar, insbesondere was den Aspekt der Beeinflussung der Zusammensetzung wertbestimmender Inhaltsstoffe und damit von Applikationsmöglichkeiten betrifft. G. MIETH

C. LEITZMANN und U. OLTERSDORF: **Möglichkeiten zur Verbesserung der Ernährungssituation in Entwicklungsländern.** Forschungsberichte des Bundesministeriums für Wirtschaftliche Zusammenarbeit. Bd. 35. 326 Seiten, 66 Abb., 75 Tab., Weltforum Verlag, München, Köln, London 1982. Preis: 19,80 DM.

Hauptanliegen der vorliegenden Schrift ist es, ein Bündel und System von Maßnahmen aufzuzeigen, die geeignet sind, die Ernährungssituation in Entwicklungsländern zu verbessern; dabei sollen auch Landwirte, Ökonomen, Mediziner, Beauftragte der Sozialbereiche und der Planung sowie alle anderen Personen, die an Entwicklungsprogrammen und -projekten beteiligt sind, auf den Stellenwert der Ernährung aufmerksam gemacht und ihnen notwendige Grundkenntnisse vermittelt werden. Ausgehend von den Differenzierungen in der Welternährungslage, werden das physiologische Erfordernis für die Energie- und Nährstoffzufuhr herausgestellt und die Folgen und Ursachen von Fehlernährung eingehend analysiert — ohne allerdings den gesellschaftspolitischen Hintergrund auszuleuchten. Breiten Raum nimmt der Katalog von Maßnahmen zur Verbesserung der Ernährungslage ein, wobei Aspekte der Nahrungsverteilung, der besseren Ausnutzung vorhandener Nahrungsmittel, die Steigerung der Nahrungsmittelproduktion, die Einbeziehung gesundheitspolitischer Aktivitäten und die Notwendigkeit staatlicher Ernährungspolitik ausführlich und praxisnah behandelt werden. Eine Vielzahl von Tabellen, Abbildungen, Schemata und Auflistungen erhöht den Informationswert. Auf eine Prioritätenfolge wird bewußt verzichtet, da dies u. a. von der jeweiligen physikalischen und sozio-ökonomischen Umwelt, der Bevölkerungs- und Infrastruktur des Territoriums abhängt.

M. MÖHR

Einführung in die praktische Biochemie. Für Studierende der Medizin, Veterinärmedizin, Pharmazie, Biochemie und Biologie, 3. Aufl. 462 Seiten, 197 Abb., 87 Tab., Karger, Basel, München, Paris, London, New York, Tokyo, Sydney 1982. Preis: 90,— DM; 75,— sfrs; 45.00 US$.

In dem nun in der dritten, vollständig neu bearbeiteten Auflage vorliegenden kurzen Lehrbuch wird sehr anschaulich versucht, Studierenden der Medizin eine Vorstellung von den chemischen Prozessen der belebten Materie und vor allem die Grundlagen für die Methoden der modernen Biochemie und klinischen Chemie zu vermitteln.

Unter den 14 Kapiteln des Gemeinschaftswerkes der Autoren H. AEBI, U. BRODBECK, H. KOHLER, K. LAUBER, G. PFLEIDERER, J. P. VON WARTBURG und S. WYSS sind besonders die gegenüber den vorherigen Auflagen neuen bzw. aktualisierten Abschnitte über Trennverfahren, Immunchemie, Meßmethoden und zur Untersuchung einiger Nahrungsmittel hervorzuheben. Die übrigen Kapitel charakterisieren in sehr komprimierter Form die Stoffgruppen der Kohlenhydrate, der Lipide, der Aminosäuren, Peptide und Proteine, der Vitamine, der Hormone, der Enzyme, der Nucleotide und Nucleinsäuren sowie der Elektrolyte und der Harnbestandteile. Die entsprechenden Aufgaben und Experimente sind sorgfältig ausgewählt und diskutiert, was zur Festigung theoretischen Wissens und zur Erlangung praktischer Fertigkeiten und zum Verständnis klinisch-chemischer Probleme beiträgt.

Hervorgehoben wird die überdurchschnittlich große Anzahl anschaulicher Abbildungen, didaktisch geschickter Schemata und tabellarischer Übersichten. K. J. PETZKE

W. WIRTHS: **Kleine Nährwerttabelle.** 30. Aufl. 47 Seiten, zahlreiche Tab. Umschau Verlag Breidenstein GmbH, Frankfurt a. M. 1982. Preis: 5,80 DM.

Die Broschüre wird mit leicht verständlichen Erläuterungen zum Gebrauch der Tabellen eingeleitet. Der Kern der Veröffentlichung besteht aus 18 übersichtlich gestalteten Tabellen über den Energiegehalt und die

Bestandteile ausgewählter Nährstoffe der in der BRD gebräuchlichsten Lebensmittel. Die Tabellen sind nach den Lebensmittelgruppen Fleisch und Fleischwaren, Fische und Fischwaren, Eier, Milch und Milcherzeugnisse, Öle und Fette, Getreideerzeugnisse, Kartoffeln und Kartoffelerzeugnisse, Hülsenfrüchte, Zucker und Süßwaren, Gemüse, Nüsse, Obst, Trockenobst, alkoholfreie Getränke und alkoholhaltige Getränke gegliedert. Alle Angaben beziehen sich auf 100 g eßbaren Anteil. Für die Berechnung der Energiewerte werden die für das jeweilige Lebensmittel maßgebenden Brennwerte in kcal verwendet. Der Informationswert könnte durch die entsprechenden Angaben in kJ erhöht werden. Ferner sind die im Durchschnitt resorbierten Energiemengen in Prozent genannt. Neben den Grundnährstoffen können den Tabellen die Werte für die Mineralstoffe Natrium, Kalium, Calcium, Phosphor und Eisen sowie für die Vitamine A, B_1, B_2, Niacin und C entnommen werden. In Ergänzung zum Reinfettgehalt sind die gesättigten und mehrfach ungesättigten Fettsäuren, der Cholesteringehalt und der P/S-Quotient aufgeführt. Die Broschüre wird mit Empfehlungen für die tägliche Energie- und Nährstoffzufuhr sowie Literaturangaben abgeschlossen. H.-J. GOETZE

International Code of Marketing of Breast-milk Substitutes. Herausgegeben von der WHO. 36 Seiten. Genf 1981. Preis: 3,— sfrs.

Der nach langjähriger internationaler Vorbereitung und Diskussion anläßlich der 34. Generalversammlung der Weltgesundheitsorganisation per Resolution verabschiedete Codex (WHA 34.22 vom 21. Mai 1981) enthält in 11 Artikeln dringende Empfehlungen an alle Mitgliedsländer zur Schaffung und Kontrolle von Maßnahmen, mit denen das Stillen gefördert und ein ordnungsgemäßer Vertrieb von Muttermilch-Substituten geregelt wird. Mit Gesetzen, Verordnungen oder/und anderen geeigneten Mitteln soll in den Mitgliedsländern erreicht werden, daß eine Beeinträchtigung des Stillwillens vermieden und eine sichere Anwendung industriell hergestellter Säuglingsnahrungen garantiert wird. Die detaillierten Empfehlungen sollen u. a. bewirken, daß die Herstellerfirmen die Verbraucher ohne jegliche direkte oder indirekte Werbung für das Produkt und nur in den Grenzen der durch die jeweilige Gesundheitsbehörde erlassenen Regelungen informieren. So soll die Verpackungsaufschrift eine definitive Aussage zur Überlegenheit der Muttermilch beinhalten; Bezeichnungen wie „humanisiert" oder „maternisiert" sollen unterbleiben. Mit diesem Codex soll den Praktiken mancher Firmen westlicher Länder entgegengewirkt werden (vgl. Contemporary Patterns of Breast-feeding. WHO, Genf 1981). Sie hatten besonders in einigen Entwicklungsländern zu einem Rückgang der Stillfrequenz und z. T. ernsten gesundheitlichen Schäden infolge falscher Handhabung der Säuglingsnahrungen geführt. Trotzdem stimmten die USA aus Rücksicht gegen die Bewegungsfreiheit ihrer Firmen gegen den Codex (vgl. Nutrition Today 16 (1981) 12). Die ursprüngliche Absicht, ihn in die gesetzlichen Regelungen der WHO-Mitgliedsländer verbindlich einbeziehen zu lassen, stieß auf den Widerstand einer Reihe weiterer Länder. In der DDR sind die in diesem WHO-Codex getroffenen Empfehlungen seit langem selbstverständliche Praxis. F.-K. GRÜTTE

Die Nahrung 27, 7, 1983, K21 - K22

Zentralinstitut für Ernährung in Potsdam-Rehbrücke (Direktor: Prof.Dr. H.Schmandke), Forschungszentrum für Molekularbiologie und Medizin, Akademie der Wissenschaften der DDR

Zur Festigkeitsmessung an weichen Pektingelen

(Wissenschaftlicher Kurzbericht)

A. Dahme

Spannungs-Dehnungs-Messungen an weichen Gelen unterliegen wegen deren geringer Formstabilität nach Vermutungen mehrerer Autoren der Verfälschung durch irreversible Deformationen bei der Meßvorbereitung und während des Meßvorgangs (1 - 3). Bei Messungen der Scherdeformation zwischen parallelen Platten (4) erhielten wir für Gele aus hochverestertem Citrus-Pektin (0,4 % Pektin (Veresterungsgrad ca.75 %), 65 % Saccharose, pH 2,5)) auffällige Änderungen der Meßgeometrie (20 %) während einer Meßdauer von 120 min.

Eine wesentliche Verbesserung der Meßbedingungen konnte mit einem Gerät erhalten werden, das auf der Messung der Scherdeformation im Zylinder-Ringspalt beruht (Prinzip nach Pochettino (5)) und durch spezielle Vorrichtungen Deformationen des Gels vor dem Meßprozeß verhindert (Abb.1).

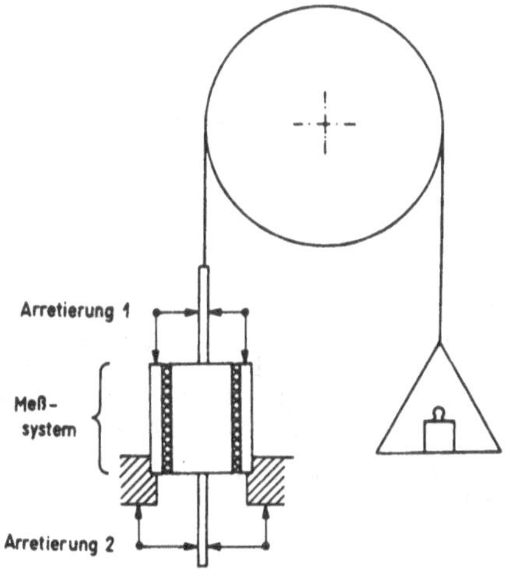

Abb.1.
Funktionsskizze der Meßanordnung

Die Gelierung der Probe erfolgt im Meßsystem, wozu dieses mit der Arretierung 1 herausnehmbar ist. Die Arretierung 1 garantiert den konzentrischen Sitz der Meßwalze gegen den Meßzylinder während der Präparation. Nach der Fixierung des Meßsystems mit dem Gel auf der Grundplatte des Meßgerätes wird die Meßgeometrie mit der Arretierung 2 übernommen und anschließend die Arretierung 1 entfernt. Ist der Lastausgleich für das Eigengewicht des Meßsystems erfolgt, kann die Arretierung 2 geöffnet, die Stabilität der Nullage überprüft und die bei Be- bzw. Entlastung resultierende axiale Kriechbewegung gemessen werden.

Für die Stabilität des Deformationsverhältnisses im unbelasteten Zustand (Nullage) ergab sich ein Wert von $\frac{\Delta x}{\Delta y} = 0{,}000 \pm 0{,}0002$

über 12 h. Im Scherspannungsbereich von 5 bis 100 Pa konnten die Meßwerte mit einem Fehler von ± 5 % bei einer Meßdauer bis zu 48 h reproduziert werden.

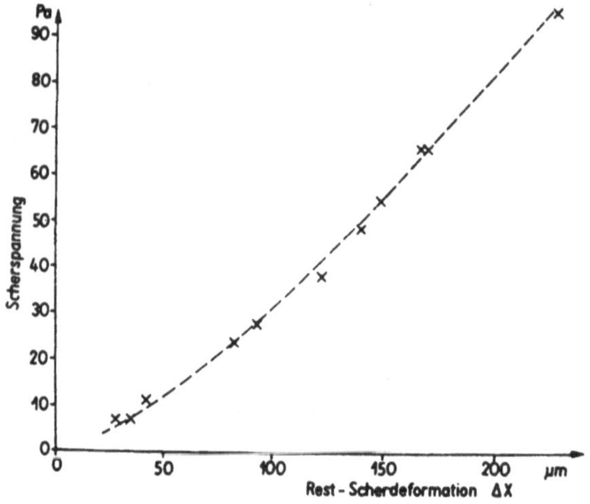

Abb.2.
Lastabhängigkeit der Restdeformation
(Belastungsdauer 120 min, Entlastung 1260 min, Spaltbreite Δy = 3,00 mm)

Die mit dieser Meßanordnung erhaltenen Werte für die aus der definierten Scherbelastung resultierende Restdeformation (Abb.2) zeigen, daß selbst für Scherspannungen unter 10 Pa irreversible Deformationen auftreten, die nach 120 min Belastung etwa 20 % der Maximal-Verformung betragen. Das bestätigt die eingangs zitierte Vermutung, daß irreversible Verformungen die Meßergebnisse überlagern, weil z.T. schon durch das Eigengewicht der Probe ohne Formstabilisierung das Gel höheren Spannungen ausgesetzt ist.

Eine ausführliche Darstellung der Meßergebnisse an Gelen aus hochverestertem Pektin wird vorbereitet.

Literatur

(1) Watson, E.L., J.Food Sci. 31, 373 - 380 (1966).
(2) Mitchel, J.R., J.text.studies 7, 313 - 339 (1976).
(3) Bikbov, T.M., V.J. Grinberg und V.B. Tolstoguzov, Nahrung 23, 403 - 408 (1979).
(4) Braudo, E.E., D.B. Isjumow, W.B. Tolstoguzow und E.S. Wainermann, Nahrung 18, 1 - 11 (1974).
(5) Pochettino, A., Nuovo Cimento 8, 77 - 108 (1914).

Dr.A. Dahme, Zentralinstitut für Ernährung, DDR-1505 Bergholz-Rehbrücke, Arthur-Scheunert-Allee 114-116

Eingegangen 8.6.1983

Die Nahrung 27, 7, 1983, K23 - K24

Zentralinstitut für Ernährung in Potsdam-Rehbrücke (Direktor: Prof.Dr.H. Schmandke), Forschungszentrum für Molekularbiologie und Medizin, Akademie der Wissenschaften der DDR

Über eine Kapillarsaugapparatur mit elektronischer Meßwerterfassung zur Bestimmung der Flüssigkeitsaufnahme pulverförmiger quellfähiger Substanzen

(Wissenschaftlicher Kurzbericht)

L. Heinevetter und H. Hahnemann

Der Untersuchung des Wasser- bzw. Flüssigkeitsaufnahmevermögens pulverförmiger quellfähiger Lebensmittelroh- und -zusatzstoffe (Kohlenhydrat- und Proteinprodukte) wird aus anwendungstechnischen Gründen große Bedeutung beigemessen. Insbesondere ist man bemüht, aus Messungen der Flüssigkeitsaufnahme von Roh- und Zuschlagstoffen deren funktionelles Verhalten im Lebensmittel vorauszusagen. Hierzu sind besonders gut solche Meßmethoden geeignet, die eine Untersuchung der Abhängigkeit von lebensmitteltechnologisch relevanten Einflußgrößen wie Temperatur, pH-Wert sowie Ionenart und -stärke zulassen. Als besonders wichtig hat sich die Verfolgung des zeitlichen Verlaufs der Flüssigkeitsaufnahme erwiesen; denn über die Kinetik der Wasseraufnahme sind Einsichten in die Substanz-Wasser-Wechselwirkung möglich. Mit sehr geringem Substanzbedarf und vergleichsweise hoher Genauigkeit bietet die Kapillarsaugmethode hierfür gute Voraussetzungen. Aussagen über die Genauigkeit und Reproduzierbarkeit der Ergebnisse sowie den Einfluß der Einwaage, Schichtdicke und Korngröße darauf, sind an anderer Stelle bereits erfolgt (1).

Bei der bisher benutzten Apparatur und insbesondere bei sehr schnell ablaufender Flüssigkeitsaufnahme (2) hat sich die visuelle Meßwerterfassung als unbefriedigend erwiesen. Darüber hinaus ist der Auswertungsaufwand zur Aufnahme der zeitlichen Abläufe sehr hoch. Darum wurde die Meßwerterfassung der Kapillarsaugapparatur weiterentwickelt.

Die Einführung einer Kapazitätsmessung ermöglicht die Wandlung der Meßgröße (Flüssigkeitssäule in der Meßkapillare) in elektrische Signale. Dadurch ergibt sich die Möglichkeit, die jeweils von der Probe aufgenommene Flüssigkeitsmenge analog anzuzeigen und mittels eines Linienschreibers direkt Aufnahme-Zeitkurven aufzuzeichnen. Die weiterentwickelte Kapillarsaugapparatur (Abb.1) besitzt an Stelle der graduierten Meßkapillare einen Kapillarschlauch, der zwischen den Platten eines elektrischen Kondensators spiralförmig angeordnet ist. Die von der Probe aufgesaugte Flüssigkeit wird in gleicher Menge dem Kapillarschlauch entzogen. Dadurch ergibt sich eine proportionale Änderung der elektrischen Kapazität des Kondensators (3).

Im elektronischen Teil der Meßeinrichtung wird die Kapazitätsänderung in ein analoges Gleichspannungssignal umgeformt. Letzteres liegt an den Ausgangsbuchsen des Gerätes. Die Gewinnung des Ausgangssignals erfolgt durch Vergleich der Kapazität des Meßkondensators mit einem Vergleichskondensator in einer aktiven Brückenschaltung, die von einem internen Tonfrequenzgenerator gespeist wird. Das Brückenausgangssignal enthält die Meßinformation

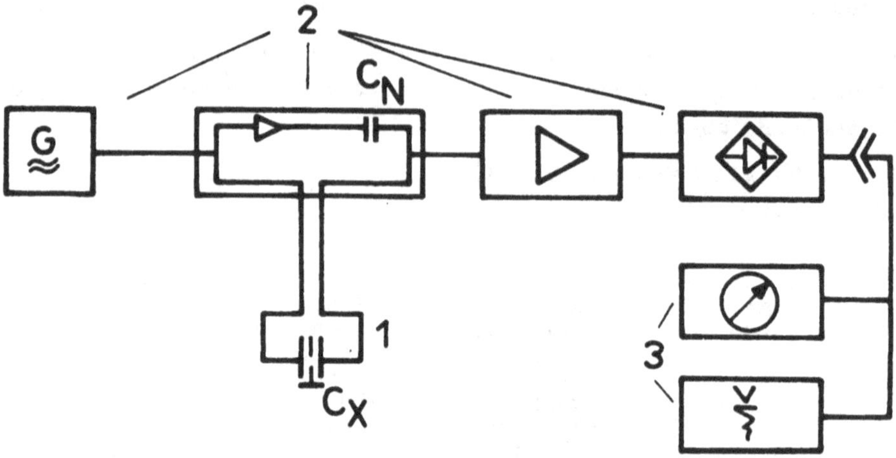

Abb.1.
Blockschaltbild der weiterentwickelten Kapillarsaugapparatur
1 - Meßkondensator mit Kapillarschlauch
2 - elektronischer Teil der Apparatur
3 - Registriereinrichtungen

und gelangt über einen Verstärker und einen Gleichrichter an die Ausgangsklemmen, wo sie mit einem externen Digitalvoltmeter und einem Linienschreiber zur Anzeige gebracht werden kann.

Die aufgenommene Flüssigkeitsmenge in mg entspricht dem digital angezeigten Spannungswert bzw. bei hintereinander ausgeführten Versuchen der Spannungsdifferenz zwischen Ende und Start der Messung.

Literatur

(1) Heinevetter, L., J.Kroll, B. Gassmann und K. Hoppe, Nahrung 27, 557-567 (1983).
(2) Heinevetter, L., und J. Kroll, Nahrung 26 (3), K17 - K18 (1982).
(3) Patentanmeldung vorgenommen.

Dipl.Chem.L. Heinevetter und Dipl.Ing. H.Hahnemann, Zentralinstitut für Ernährung, 1505 Bergholz-Rehbrücke, Arthur-Scheunert-Allee 114-116, DDR

Eingegangen 9.6.1983

INHALTSVERZEICHNIS

Bezugsmöglichkeiten:

Bestellungen sind zu richten

- **in der DDR** an eine Buchhandlung oder an den AKADEMIE-VERLAG, DDR-1086 Berlin, Leipziger Str. 3–4
- **im sozialistischen Ausland** an eine Buchhandlung für fremdsprachige Literatur oder an den zuständigen Postzeitungsvertrieb
- **in der BRD und Berlin (West)** an eine Buchhandlung oder an die Auslieferungsstelle KUNST UND WISSEN, Erich Bieber OHG, Wilhelmstr. 4–6, D-7000 Stuttgart 1
- **in den übrigen westeuropäischen Ländern** an eine Buchhandlung oder an die Auslieferungsstelle KUNST UND WISSEN, Erich Bieber GmbH, Dufourstraße 51, CH-8008 Zürich
- **im übrigen Ausland** an den Internationalen Buch- und Zeitschriftenhandel; den Buchexport, Volkseigener Außenhandelsbetrieb der Deutschen Demokratischen Republik, DDR-7010 Leipzig, Postfach 160; oder an den Akademie-Verlag, DDR-1086 Berlin, Leipziger Str. 3–4

DIE NAHRUNG FOOD

Volume 27 1983 Number 7

CONTENTS

Die Nahrung is indexed, abstracted or cited in Current Contents/Agriculture, Biology & Environmental Sciences; Food Science and Technology Abstracts; Index Medicus; Analytical Abstracts; Sciences Citation Index; Chemical Abstracts.

FSC
www.fsc.org
MIX
Papier | Fördert
gute Waldnutzung
FSC® C083411

Kolibri 360 GmbH
Ferdinand-Jühlke-Straße 7
99095 Erfurt, Deutschland
produktsicherheit@kolibri360.de